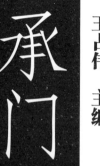

承门

中医推拿宝典

王占伟 主编

（赠光盘）

U0388164

辽宁科学技术出版社

沈阳

主　　编　王占伟
副主编　卢光磊　刘　芳
编　　委　费兴验　周小鹏　陈　龙　刘诗洋
　　　　　曾淑琴　戴正兵　王琪艳　金　莉
　　　　　高　跃　王洪波　孙良珍　黄河清

图书在版编目（CIP）数据

承门中医推拿宝典/王占伟主编. —沈阳：辽宁科学
技术出版社，2017.1
　ISBN 978-7-5381-9942-0

　Ⅰ. ①承… Ⅱ. ①王… Ⅲ. ①推拿—基本知识
Ⅳ. ①R244.1

中国版本图书馆 CIP 数据核字（2016）第 221082 号

出版发行：辽宁科学技术出版社
　　　　　（地址：沈阳市和平区十一纬路 25 号　邮编：110003）
印 刷 者：沈阳天正印刷厂
经 销 者：各地新华书店
幅面尺寸：184mm×260mm
印　　张：10
字　　数：200 千字
出版时间：2017 年 1 月第 1 版
印刷时间：2017 年 1 月第 1 次印刷
责任编辑：寿亚荷
封面设计：翰鼎文化/达达
版式设计：袁　舒
责任校对：尹　昭

书　　号：ISBN 978-7-5381-9942-0
定　　价：40.00 元（赠光盘）

联系电话：024-23284370
邮购热线：024-23284502
邮　　箱：syh324115@126.com

前 言

吾乃承淡安先生晚年弟子陈昕（老中医）嫡传。吾尊师教诲，弘扬本门绝学，潜心研究师门的各种传统医学推拿针灸技巧，经过吾多年来的领悟、应用和创新，将其在临床实践中加以验证。通过临床观察，疗效显著，方法简单、安全。秉承师训，积德行善，治病救人于疾苦。吾现著作《承门中医推拿宝典》，让更多的同道在临床工作中参考之，济世于民，服务于大众。

该书共分两部分。第一部分重点介绍了推拿手法概述，包括临床推拿手法和特殊疏理手法，还介绍了颈椎、胸椎、腰骶椎错位的一些简单、有效、安全的整复手法。第二部分介绍了临床上常见的 49 种病症，包括疑难杂症。对这些疾病的症状表现，易经筋推拿疗法等进行了详细的介绍（部分附有病案治验）。最后，介绍了几种独门修炼指力的方法，包括独门易经筋灵龟八法修炼法、双手十指插砂法和双手十指推墙法。本书附赠光盘，光盘中动态介绍了承门中医推拿手法。

王占伟

目　录

第二部分　常见疾病易经筋推拿疗法

附录 几种独门修炼指力的方法

【第一部分】
推拿手法概述

一、十二经脉与十二经筋的联系

（一）经脉与经筋的关系

（1）手足十二经脉在体表的循行部位与手足十二经筋分布线路基本一致，名称互相对应。循行部位：经筋的分布，一般都在浅部，从四肢末端走向头身，多结聚于关节和骨骼附近，有的进入胸腹腔，但不直接隶属脏腑。

（2）经脉着床于经筋之中，运输气血渗灌五脏六腑及周身经筋、肢节。经筋是十二经脉连属的筋肉体系，其功能活动有赖于经络气血的濡养，并受十二经脉的调节，经脉瘀阻，经筋失养而易病，反过来，经筋伤损，亦必出现经脉不畅，经气难行。经筋与经脉互相依存，互为君使。

（3）经脉与经筋的互相伴随循行中，经筋所属的"四关"（两肘及两膝以远）成为经脉的"井、荥、俞、原、经、合"六穴气血出入流经之所，亦充分体现了经脉与经筋的密切依存关系。

（4）经筋有形，可受人大脑支配，有主动运动的能力；经脉则不受大脑控制。但是，经筋运动对经气运行可产生影响。

经脉无形，经脉里的经气按一定循经流注并出入脏腑，周而复始。筋其华在爪，故十二经筋皆起于四肢指爪之间，而后盛于辅骨，结于肘腕，系于膝关，连于肌肉，上走颈项，终于头面。

（5）经筋的皮部，分布着经脉的分支，即络脉、浮脉，构成"肤脉一体"，并存"卫气"。皮肤循行"卫气"。"卫气之在身也，常然异脉，循分肉……五脏更始，四时循序，五谷乃华"（《灵枢》）。皮肤中的络脉，"实则必见"，"虚则必下"，为临床诊治疾病提供一定依据。

（6）经筋与经脉，在疾病表现方面密切相关。经筋病与经脉病常常并存。经脉、脏腑疾病症候常在相关经筋循行线上有所反映，出现一些阳性反应物（结节点、线状物、条索状物、颗粒状物、板结状物等），许多有病态筋结点。经筋之筋肉、筋膜劳损或外感风寒、湿邪及外伤等多可累及经脉传变脏腑。经筋附着于四肢躯干，运动不当、过劳必将伤筋，在临床上常出现一系列因筋伤而致肌肉、肌腱、筋膜、韧带、脊柱、关节方面的疾病。

（二）经脉腧穴与经筋腧穴的关系

（1）经脉与经筋都是人体结构的重要组成部分，"筋与脉并系"。经脉腧穴与经筋腧穴的合参应用，对于临床各种疼痛疾病、慢性病及多种难治疾病的治疗，有重要的指导意义。

（2）十二经脉与十二经筋的临床症候，具有相互渗透、相互融合的表现。如足太阳经脉与经筋都具有头、颈、背、腰、骶、大腿后侧、足部的疼痛。

（3）经脉之气出入流经之所"井、荥、俞、原、经、合"六穴与经筋的"筋会于结"四关相互吻合，具有治疗疾病的共性基础。

（4）经筋腧穴的设定：临床发现经筋病态结节点（伴有敏感压痛反应，简称筋结点）多在经脉腧穴上，并且区域偏大；人体的许多疾病在皮肤及经筋里都有阳性反应物，也多在经脉腧穴上，并且区域偏大。因此，笔者在临床上把经脉腧穴放大3~6倍，即定位为经筋腧穴。这样，在经筋穴位上施行独特的推拿手法、毫针散刺法、微火针散刺法、散刺拔火罐法、微冲刺血法，对许多疾病都可产生立竿见影的功效。另外，偶见筋结点及条索状物（多伴有敏感压痛反应，亦简称筋结点）不在经脉腧穴上，则以这些筋结点为经筋阿是腧穴，以上述方法施治之，同样可见立竿见影的疗效。

（5）临床上，在用病灶区经筋腧穴施治的同时，可配合应用远处腧穴辅助之，并要遵循中医循经配穴、表里配穴等原则。

二、十二经脉与十二经筋的合参基础理论

（一）手太阴经络

手太阴肺经　起始于中焦，向下联络大肠，从肺系（气管、喉咙部），横出云门，沿臂内侧侠白穴，下行肘部尺泽，沿前臂内侧桡骨边缘孔最穴，进入桡关节桡动脉搏动处太渊，走鱼际穴，循拇指桡侧出少商。它的支脉从腕后列缺穴分出，入手阳明大肠经（图1-1）。

手太阴经筋　起于手大拇指上，沿指上行，结于鱼际后，行于寸口动脉外侧，上沿前臂，结于肘中，再向上沿上臂内侧，进入腋下，出缺盆，结于肩髃前方，上面结于缺盆，下面结于胸里，分散通过膈部，会合于膈下，到达季肋（图1-1）。

手太阴肺经病　鼻塞咽痛，咳嗽气喘，胸部胀痛，短气，外感中风。本经筋循行处出现：肩背及肘臂桡侧痛，支撑不适，拘紧挛痛，胁肋急痛，上逆吐血。

手太阴经推拿常用穴位

中府：在胸外侧，平第1肋间隙，距前正中线6寸。

主治：咳嗽、气喘、胸痛。

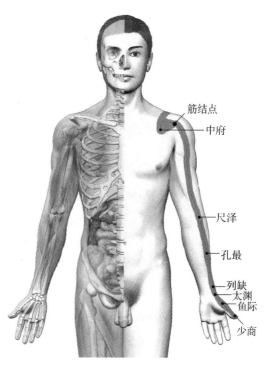

筋结点
中府
尺泽
孔最
列缺
太渊
鱼际
少商

图1-1　手太阴经脉与经筋循行分布图

尺泽：在肘横纹中，肱二头肌腱桡侧凹陷处。

主治：咳嗽、咯血、气喘、胸满、潮热、小儿惊风。

列缺：桡骨茎突上方，腕横纹上1.5寸。

主治：咳嗽、咽喉肿痛、头痛。

太渊：在腕掌侧横纹桡侧，桡动脉搏动处。

主治：咳嗽、咽喉肿痛、无脉症。

鱼际：约第1掌骨中点桡侧，赤白肉际处。

主治：咯血、咽喉肿痛、发热、失音。

少商：手拇指末节桡侧，距指甲角0.1寸。

主治：咳嗽、咽喉肿痛、发热、昏迷、癫狂。

手太阴经筋循环通道

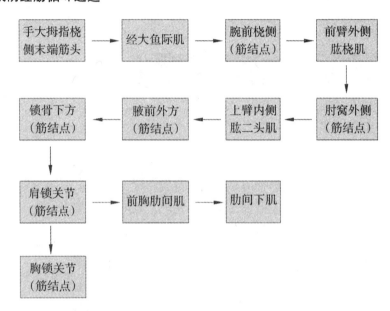

（二）手阳明经络

手阳明大肠经　起始于食指桡侧端商阳穴，走行于第1、第2掌骨之间合谷穴，沿前臂桡侧上行手三里，经肘关节外侧曲池穴，向上至肩髃穴，向上交会于第7颈椎棘突下大椎穴，上行颈旁，通过面颊，进入下齿中，出来挟口旁，交会于人中，左边的向右，右边的向左，上挟鼻孔旁（图1-2）。

手阳明经筋　起于食指桡侧端，结于腕背，向上沿前臂结于肘外侧，上经上臂外侧，结于肩髃，其分支，绕肩胛，挟脊旁；直行者，从肩髃部上颈；分支上面颊，结于鼻旁，直行的上出手太阳经筋前方，上额角，络头部，下向对侧下颌（图1-2）。

手阳明大肠经病　感冒发热，头痛，咳嗽，高热抽搐昏迷；面瘫、面痉、面痛，眼疾；下牙齿病，咽喉肿痛，皮肤痒疹；鼻出血、流涕，目黄口干，颈颊肿痛。本经筋循行处出现：肩肘臂痛及拘紧，肩不能上举，颈不能侧顾，手指、手背肿痛、运动障碍等症。

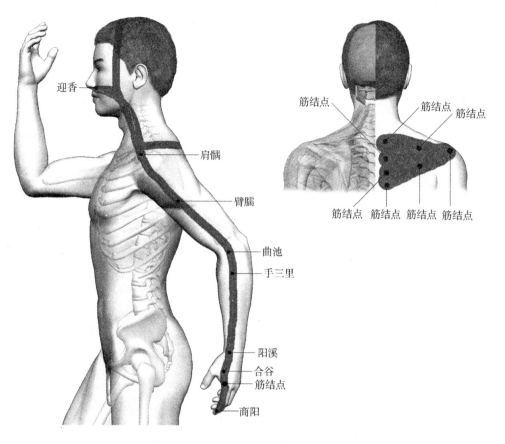

图 1-2　手阳明经脉与经筋循行分布图

手阳明经推拿常用穴位

商阳：在食指末节桡侧，距指甲角0.1寸。

主治：耳聋、齿痛、咽喉肿痛、昏迷。

合谷：在手背，第1、第2掌骨间，当第2掌骨桡侧的中点处。

主治：头痛、鼻出血、耳聋、齿痛、咽喉肿痛、热病。

阳溪：手拇指向上翘时，当拇短伸肌腱与拇长伸肌腱之间的凹陷处。

主治：头痛、耳聋、目赤、齿痛。

手三里：当阳溪与曲池连线上，肘横纹下2寸。

主治：齿痛、颊肿、上肢不遂、腹痛、腹泻。

曲池：曲肘，在肘横纹尺泽与肱骨外上髁连线中点。

主治：咽喉肿痛、上肢不遂、腹痛、热病、吐泻。

臂臑：在臂外三角肌止点处，曲池上7寸。

主治：臂痛、目疾。

肩髃：臂外展，当肩峰前下方向凹陷处。

主治：肩臂痛、上肢不遂。

迎香：在鼻翼外缘中点旁，当鼻唇沟中间。

主治：鼻塞、鼻渊、鼻出血、口㖞。

手阳明经筋循环通道

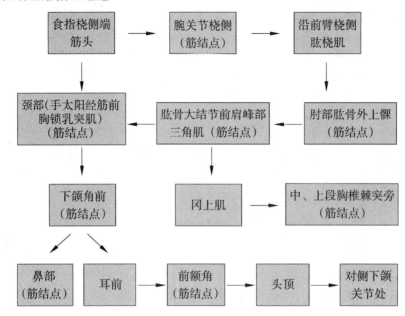

（三）足阳明经络

足阳明胃经　起始于鼻旁，交会于鼻根中，向下沿鼻外侧，进入上齿中，回出来挟地仓，向下交会于承浆穴，再沿下颌角，向上至下关，经颧弓上头维穴，它的支脉从大迎前向下，挟喉咙走人迎，入膈，属胃，络脾。它的直行脉从锁骨上窝向下，经乳中，向下穿乳根，入梁门行脐两旁天枢穴，进入气街。再下行髀关穴，到伏兔处，下行梁丘，沿胫骨外侧足三里下行，进入解溪穴，出次趾厉兑穴。它的支脉从膝下3寸处分出，向下进入中趾外侧，出中趾末端。它的支脉从足背部分出进大趾末端（图1-3）。

足阳明经筋　起于第2至第4趾，结于足背；斜向外上附于腓骨，上结于膝外侧，直上结于髀枢（大转子部），向上沿胁肋，连属脊椎。直行者，上沿胫骨，结于膝部。分支结于腓骨部，并合足少阳的经筋。直行者，沿伏兔向上，结于股骨前，聚集于阴部，向上分布于腹部，结于缺盆，上颈部，挟口旁，会合于鼻旁，下方结于鼻部，上方合于足太阳经筋——太阳为"目上纲"（上睑），阳明为"目下纲"（下睑）。其分支从面颊结于耳前（图1-3）。

足阳明胃经病　热病发狂，头痛，面瘫，面痉，面痛，鼻出血，唇疮，咽痛颈肿，胃脘痛，乳腺病，眩晕，失眠，体弱，水肿，腹水，肠鸣腹胀，胸痛，腿痛，膝关节肿痛，下肢痿痹，偏瘫，小儿麻痹后遗症，足背疼痛。阳明邪盛，则发热汗出，热极生风，则神志不清，甚至出现"登高而歌，弃衣而走"的精神症状。本经筋循行处出现：足中趾及胫、股、腹部支撑不适，拘紧疼痛。如有寒邪则筋脉紧急牵引口角㖞斜，引眼睑不能闭合；如有热邪则筋松弛不能睁开眼睑。

足阳明经推拿常用穴位

承泣：在面部，瞳孔直下，当眼球与眶下缘之间。

主治：目赤肿痛。

四白：在面部，瞳孔直下，当眶下孔凹陷处。

主治：目赤肿痛、口眼㖞斜。

地仓：在面部，口角外侧，上直对瞳孔。

主治：口㖞。

颊车：在面颊部，下颌角前上方约一横指（中指），当咀嚼时咬肌隆起，按之凹陷处。

主治：口㖞、齿痛、颊肿、牙关紧闭。

下关：在耳前方，当颧弓与下颌切迹所形成的凹陷中。

主治：口㖞、齿痛、耳聋、牙关紧闭。

头维：在头侧额角发际上 0.5 寸，头正中线旁 4.5 寸。

主治：头痛、目疾。

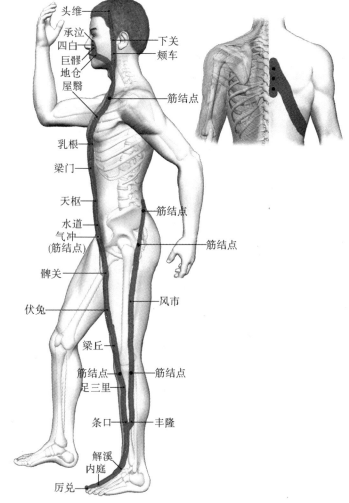

图 1-3　足阳明经脉与经筋循行分布图

乳根：当乳头直下，乳房根部，第 5 肋间隙。

主治：咳嗽、胸痛、乳汁少。

梁门：在上腹部，当脐上 4 寸，旁开正中线 2 寸。

主治：食欲不振、胃痛。

天枢：在腹部，平脐，脐旁 2 寸。

主治：痢疾、肠鸣、腹胀、绕脐痛。

水道：在下腹部，当脐中下 3 寸，距前正中线 2 寸。

主治：小便不利、疝气。

气冲：在腹股沟稍上方，当脐下 5 寸，距正中线 2 寸。

主治：月经不调、阳痿、疝气。

髀关：在大腿前面，平会阴，居缝匠肌外侧凹陷处。

主治：下肢痿痹。

伏兔：在大腿前面，当髂前上棘与髌底外侧端的连线上，髌底上 6 寸。

主治：下肢痿痹。

梁丘：屈膝，大腿前面，当髂前上棘与髌底外侧端的连线上，髌底上 2 寸。

主治：胃痛、膝痛。

足三里：在小腿前外侧，当犊鼻下 3 寸，距胫骨前缘一横指（中指）。

主治：胃痛、腹胀、泄泻、便秘、膝胫肿痛，为全身性强壮要穴。

丰隆：在小腿前外侧，当外踝尖上 8 寸，条口外，距胫骨前缘二横指（中指）。

主治：呕吐、便秘、痰多、咳嗽、眩晕、癫狂。

解溪：在足背与小腿交界处的横纹中央凹陷中，当𧿹长伸肌腱与趾长伸肌腱之间。

主治：头痛、癫狂。

内庭：在足背，当第 2、第 3 趾间，趾蹼缘后方赤白肉际处。

主治：口㖞、齿痛、咽喉肿痛，腹胀、热病、痢疾。

足阳明经筋循环通道

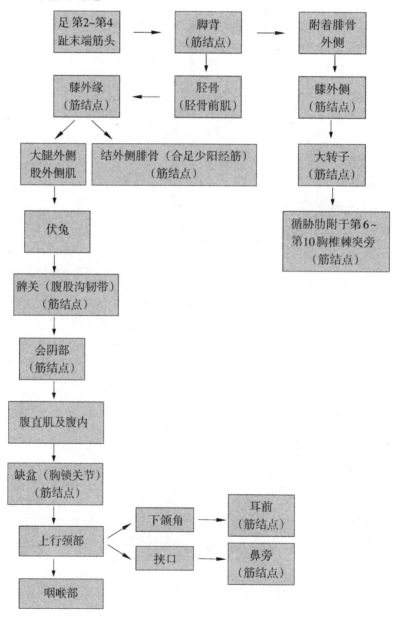

（四）足太阴经络

足太阴脾经　起始于大趾隐白，经太白、公孙穴，上行三阴交，沿胫骨后漏谷、地机，上行于阴陵泉和膝上内侧血海穴，进入腹中，属脾，络胃，通过膈，挟食管旁上行，连于舌根，散布舌下。它的支脉从胃部分出，流注心中（图1-4）。

足太阴经筋　起于大足趾内侧端，向上结于内踝；直行者，络于膝内辅骨（胫骨内踝部）；向上沿大腿内侧，结于股骨前，聚集于阴部；上向腹部，结于脐，沿腹内，结于肋骨，散布于胸中；其内侧的经筋附着于脊椎（图1-4）。

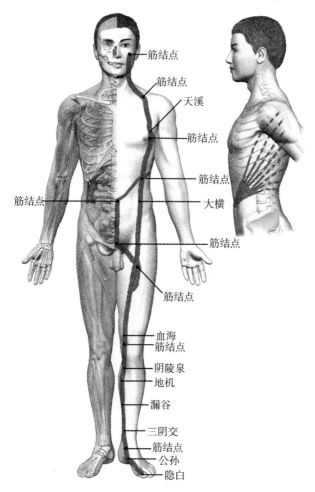

图1-4　足太阴经脉与经筋循行分布图

足太阴脾经病　舌根强痛，呕吐嗳气，胃脘不适，食欲不振，黄疸，腹胀痛，大便溏泄，月经不调，月经过多，痛经，闭经，带下病，难产，盆腔炎，前列腺炎，膀胱炎，尿道炎，遗精，阳痿，遗尿；疝气，失眠，皮肤痒疹等；身体困重，湿寒痹症，下肢瘫痪，四肢肿痛。本经筋循行处出现：足大趾支撑不适，牵引内踝痛，转筋、膝、股内侧疼痛，阴器扭转痛，上牵脐部及两肋痛。

足太阴经推拿常用穴位

隐白：在足大趾末节内侧，距趾甲角0.1寸。

主治：腹胀、月经过多、癫狂。

公孙：在足内侧缘，当第1跖骨基底的前下方。

主治：胃痛、呕吐、泄泻、腹痛、痢疾。

三阴交：在小腿内侧，当足内踝尖3寸，胫骨内侧缘后方。

主治：肠鸣、腹胀、月经不调、遗精、小便不利、遗尿、失眠。

漏谷：在小腿内侧，当内踝尖与阴陵泉的连线上，距内踝尖6寸，胫骨内侧缘后方。

主治：腹胀、肠鸣、下肢痿痹。

地机：在小腿内侧，当内踝尖与阴陵泉的连线上，阴陵泉下3寸。

主治：腹痛、泄泻、小便不利、月经不调、痛经、遗精。

阴陵泉：在小腿内侧，当胫骨内侧髁后下方凹陷处。

主治：腹胀、泄泻、小便不利、膝痛、水肿。

血海：屈膝，在大腿内侧，髌底内侧端上2寸，当股四头肌内侧头的隆起处。

主治：月经不调、瘾疹、湿疹。

大横：在腹中部，距脐中4寸。

主治：便秘、泄泻、腹痛。

天溪：在胸外侧部，当第4肋间隙，距前正中线6寸。

主治：咳嗽、胸部疼痛、乳痈、全身疼痛、四肢无力。

足太阴经筋循环通道

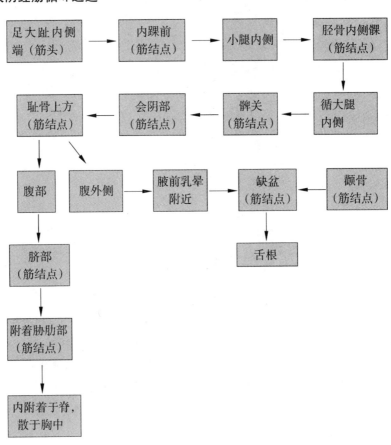

（五）手少阴经络

手少阴心经 起始于心中，穿过膈，络小肠。它的支脉从心系分出，向上挟咽喉，与目系（眼后与脑相连的组织）相联系。它的直行脉复从心系分出，向下出于腋下，臂内侧走少海，经前臂阴郄入神门，抵达掌后入掌中少府，出小指的末端少冲穴（图1-5）。

手少阴经筋 起于手小指内侧，结于腕后锐骨（豆骨），向上结于肘内侧，再向上进入腋内，交手太阴经筋，行于乳里，结于胸中，沿膈向下，系于脐部（图1-5）。

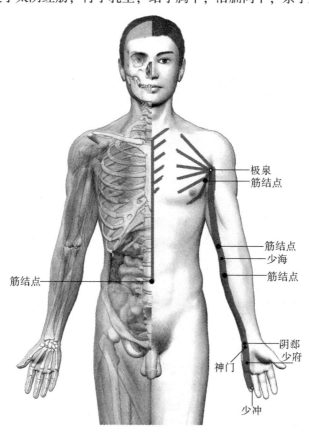

图1-5　手少阴经脉与经筋循行分布图

手少阴心经病 心痛胁痛，胸内拘急，咽干口渴，目黄，失眠，癫狂。本经筋循行处出现肘臂拘紧，屈伸不利，支撑不适，转筋疼痛，掌心热等。

手少阴经推拿常用穴位

少海： 屈肘，在肘横纹内侧端与肱骨内上髁连线的中点处。

主治： 心痛、肘臂挛痛、瘰疬。

阴郄： 在前臂掌侧，当尺侧腕屈肌腱的桡侧缘，腕横纹上0.5寸。

主治： 心痛、惊悸、盗汗。

神门： 在腕部、腕掌侧横纹尺侧端，尺侧腕屈肌腱的桡侧凹陷处。

主治： 心痛、心烦、怔忡、健忘、失眠、癫狂痫、胸胁痛。

少府： 在手掌面，第4、第5掌骨之间，握拳时，当小指尖处。

主治：心悸、胸痛、小便不利、阴痒痛。

少冲：在手小指末节桡侧，距指甲角 0.1 寸。

主治：心悸、心痛、胸胁痛、癫狂、昏迷、热病。

手少阴经筋循环通道

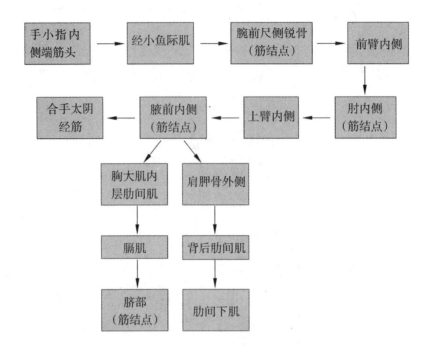

（六）手太阳经络

手太阳小肠经　起始于小指尺侧末端少泽，沿手掌尺侧后溪行腕骨穴，出阳谷，直上支正，经肘关节内侧小海穴，向上入肩关节，绕肩胛部，在肩上交会于第7颈椎棘突下大椎穴，络心，属小肠。它的支脉沿颈旁，上向面颊部，到目外眦，弯向后进入耳中。它的另一支脉从面颊部分出，上向颧骨，靠近鼻旁到目内眦，斜行结于颧骨部（图1-6）。

手太阳经筋　起于手小指上边，结于腕背，向上沿前臂内侧缘，结于肘内锐骨（肱骨内上髁）的后面，进入并结于腋下，其分支向后走腋后侧缘，向上绕肩胛，沿颈旁出走足太阳经筋的前方，结于耳后乳突；分支进入耳中，直行者，出耳上，向下结于下颌，上方连属目外眦，还有一条支筋从颌部分出，上下颌角部，沿耳前，连属目外眦，上额，结于额角（图1-6）。

手太阳小肠经病　耳痛，耳鸣，耳聋，目黄，咽痛，下颌和颈部肿痛，乳肿痛，乳少。本经筋循行处出现小手指支撑不适，肘臂尺侧痛，沿臂内侧及腋后侧痛，绕肩胛牵引颈部作痛，并带耳中鸣响且痛，牵引颌部痛，眼睛需闭合休息才能视物，颈筋拘急或肿。

手太阳经推拿常用穴位

少泽：在手小指末节尺侧，距指甲角 0.1 寸。

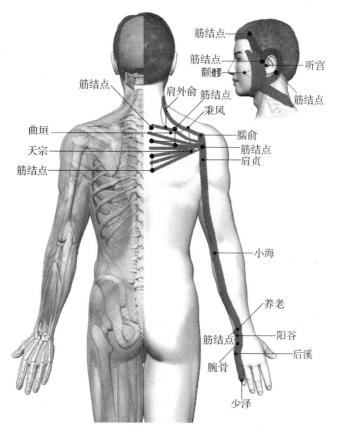

筋结点
筋结点
颧髎
听宫
筋结点
筋结点
肩外俞 筋结点
秉风
曲垣
臑俞
天宗
筋结点
肩贞
筋结点
小海
养老
阳谷
筋结点
后溪
腕骨
少泽

图 1-6　手太阳经脉与经筋循行分布图

主治：头痛、目翳、咽喉肿痛、乳汁少、昏迷、热病。

后溪：在手掌尺侧，微握拳，当小指末节（第 5 掌指关节）后的远侧掌横纹头赤白肉际处。

主治：头项强痛、目赤耳聋、手指肘臂挛痛、癫狂痫。

腕骨：在手掌尺侧，当第 5 掌骨基底与钩骨之间的凹陷处，赤白肉际处。

主治：头项强痛、耳鸣目翳、指挛腕痛、黄疸、热病。

阳谷：在手腕尺侧，当尺骨茎突与三角骨之间的凹陷处。

主治：头痛目眩、耳鸣、耳聋、腕痛、癫狂痫。

养老：在前臂背面尺侧，当尺骨小头近端桡侧凹陷中。

主治：目视不明。

小海：在肘内侧，当尺骨鹰嘴与肱骨内上髁之间凹陷处。

主治：肘臂疼痛、癫狂。

肩贞：在肩关节后下方，臂内收时，腋后纹头上 1 寸。

主治：肩臂疼痛。

臑俞：在肩部，当腋后纹头直上，肩胛冈下缘凹陷中。

主治：肩臂疼痛。

天宗：在肩胛部，当冈下窝中央凹陷处，与第 4 胸椎相平。

主治：肩胛疼痛、乳痈。

秉风：在肩胛部，冈上窝中央，天宗直上，举臂有凹陷处。

主治：肩胛疼痛。

曲垣：在肩胛部，冈上窝内侧端，当臑俞与第2胸椎棘突连线的中点处。

主治：肩胛疼痛。

肩外俞：在背部，当第1胸椎棘突下，旁开3寸。

主治：肩背疼痛、颈项强急。

肩中俞：在背部，当第7颈椎棘突下，旁开2寸。

主治：肩背疼痛。

颧髎：在面部，当目外眦直下，颧骨下缘凹陷处。

主治：口眼㖞斜、眼睑振跳、齿痛。

听宫：在面部，耳屏前，下颌骨髁状突的后方，张口时呈凹陷处。

主治：耳鸣、耳聋。

手太阳经筋循环通道

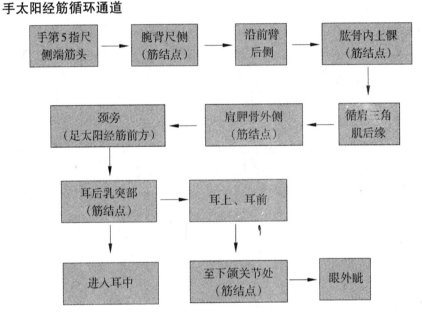

（七）足太阳经络

足太阳膀胱经 起始于目内眦睛明穴，上行攒竹，交会于头顶囟会。它的支脉从头顶分出到耳上角。它的直行脉从头顶入内络脑，复出项部天柱分开下行经大杼，沿肩胛骨内侧肺俞、心俞，挟脊柱两旁，到达肾俞，进入脊柱两旁肌肉，络肾，属膀胱。它的支脉从腰中分出，挟脊柱两旁，通过臀部八髎穴，进入腘窝委中穴。它的支脉从肩胛内侧分别下行到达志室，经过髋关节部，沿大腿外侧后边下行，会合于腘窝委中，向下通过腓肠肌部承山穴，出外踝后昆仑下申脉，沿第5跖骨粗隆，出小趾至阴（图1-7）。

足太阳经筋 起于足小趾，向上结于外踝，斜上结于膝部，在下者沿外踝结于臀部，向上挟脊到达项部，分支结于舌根，直行者结于枕骨，上行至头顶，从额部下，结于鼻；分支形成"目上纲"（上睑），向下结于鼻旁。背部的分支从腋后外侧结于肩；一支进入腋下，向上出缺盆，上方结于耳后乳突（完骨）。又有分支从缺盆出，斜上结于鼻旁（图1-7）。

足太阳膀胱经病　头项强痛，恶寒发热，目睛赤痛，目黄泪出，鼻衄，流涕，失眠，癫狂，疟病，痔疮，脱肛。本经筋循行处出现：头痛，眼痛，下肢痿痹，瘫痪，风湿痹痛，足小趾支撑不适，足跟痛，小腿及腘窝部挛急疼痛，腰股痛，颈项脊背筋拘急痛，肩不能抬举，腋部支撑不适，缺盆处牵拉痛，颈部左右活动受限等。

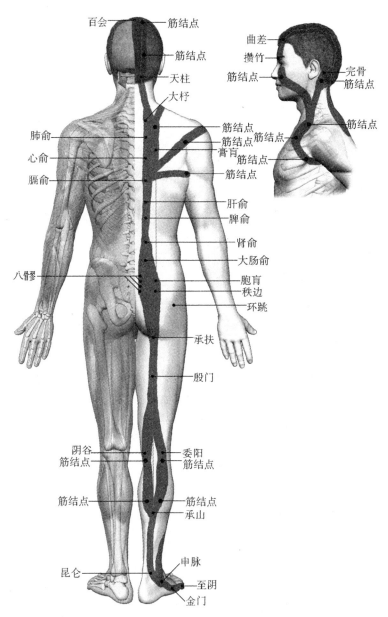

图1-7　足太阳经脉与经筋循行分布图

本经背部的背俞穴分别治疗各相应脏腑的疾病：

（1）呼吸系统疾病：感冒、支气管炎、支气管哮喘、肺结核、肺炎等。

（2）心血管系统疾病：各种心脏病所致的心动过速、心律不齐、心绞痛等。

（3）消化系统疾病：胃炎、肠炎、痢疾、消化不良、溃疡病、胃下垂、肝炎、脂肪肝、肝硬化、胰腺炎、糖尿病、胆囊炎、胆绞痛等。

（4）泌尿生殖系统疾病：阳痿、遗精、遗尿、月经不调、痛经、闭经、带下病、盆腔炎、肾炎、肾绞痛、胎位不正、难产等。

足太阳经推拿常用穴位

睛明：在面部，目内眦角稍上方凹陷处。

主治：各种目疾。

攒竹：在面部，当眉头凹陷中，眶上切迹处。

主治：头痛、目赤肿痛。

天柱：在项部，大筋（斜方肌）外缘之后发际凹陷中，约当后发迹正中旁开1.3寸。

主治：头痛、项强、鼻塞。

大杼：在背部，当第1胸椎棘突下，旁开1.5寸。

主治：咳嗽、发热、项强、肩背痛。

风门：在背部，当第2胸椎棘突下，旁开1.5寸。

主治：伤风、咳嗽、项强、胸背痛。

肺俞：在背部，当第3胸椎棘突下，旁开1.5寸。

主治：咳嗽、气喘、吐血、骨蒸、鼻塞。

心俞：在背部，当第5胸椎棘突下，旁开1.5寸。

主治：咳嗽、吐血、心痛、惊悸、健忘、癫狂痫。

膈俞：在背部，当第7胸椎棘突下，旁开1.5寸。

主治：咳嗽、吐血、呕吐。

肝俞：在背部，当第9胸椎棘突下，旁开1.5寸。

主治：胁痛、吐血、目眩、水肿、背痛。

胆俞：在背部，当第10胸椎棘突下，旁开1.5寸。

主治：胁痛、黄疸、癫狂痫。

脾俞：在背部，当第11胸椎棘突下，旁开1.5寸。

主治：腹胀、泄泻、痢疾、黄疸。

三焦俞：在腰部，当第1腰椎棘突下，旁开1.5寸。

主治：肠鸣、腹胀、呕吐、腰背强痛。

肾俞：在腰部，当第2腰椎棘突下，旁开1.5寸。

主治：遗尿、遗精、阳痿、月经不调、腰痛、水肿、耳鸣、耳聋。

气海俞：在腰部，当第3腰椎棘突下，旁开1.5寸。

主治：肠鸣、腹胀、痛经、腰痛。

大肠俞：在腰部，当第4腰椎棘突下，旁开1.5寸。

主治：腹胀、泄泻、便秘、腰痛。

关元俞：在腰部，当第5腰椎棘突下，旁开1.5寸。

主治：泄泻、腰痛。

小肠俞：在骶部，当骶正中嵴旁 1.5 寸，平行第 1 骶后孔。

主治：腹痛、泄泻、遗尿。

膀胱俞：在骶部，当骶正中嵴旁 1.5 寸，平行第 2 骶后孔。

主治：遗尿、腰脊强痛。

上髎：在骶部，当髂后上棘与中线之间，适对第 1 骶后孔处。

主治：小便不利、带下、阴挺、腰痛。

次髎：在骶部，当髂后上棘内下方，适对第 2 骶后孔处。

主治：月经不调、带下、小便不利、遗精、腰痛。

中髎：在骶部，当次髎内下方，适对第 3 骶后孔处。

主治：月经不调、带下、小便不利、腰痛。

下髎：在骶部，当中髎内下方，适对第 4 骶后孔处。

主治：小便不利、带下、便秘。

委阳：在腘横纹外侧端，当股二头肌腱的内侧。

主治：腹满、小便不利、腿足挛痛。

委中：在腘横纹中点，当股二头肌腱与半腱肌肌腱的中间。

主治：小便不利、遗尿、腰痛、下肢痿痹、腹痛、吐泻。

膏肓俞：在背部，当第 4 胸椎棘突下，旁开 3 寸。

主治：咳嗽、气喘、肺结核、健忘、遗精。

胞肓：在臀部，平第 2 骶后孔，骶正中嵴旁开 3 寸。

主治：便秘、癃闭、腰脊强痛。

秩边：在臀部，平第 4 骶后孔，骶正中嵴旁开 3 寸。

主治：小便不利、痔疾、腰骶痛。

承山：在小腿后面正中，委中与昆仑之间，当伸直小腿或足跟上提时腓肠肌肌腹下出现尖角凹陷处。

主治：便秘、痔疾、腰腿拘急疼痛。

昆仑：在足部外侧后方，当外踝尖与跟腱之间的凹陷处。

主治：头痛、项强、目眩、腰痛、难产、癫狂痫。

申脉：在外侧部，外踝直下方凹陷中。

主治：目赤、失眠、头痛、眩晕、腰腿酸痛、癫狂痫。

金门：在足外侧部，当外踝前缘直下，骰骨下缘处。

主治：头痛、癫狂痫。

至阴：在足小趾末节外侧，距趾甲角 0.1 寸。

主治：头痛、目痛、鼻塞、鼻出血、难产、胎位不正。

足太阳经筋循行通道

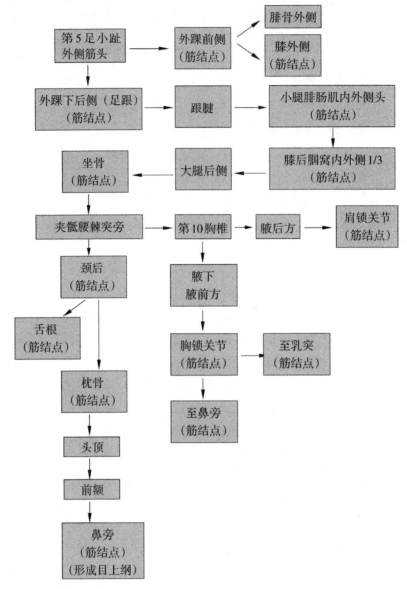

（八）足少阴经络

足少阴肾经　起始于足小趾下端，斜行走向足底涌泉，出于舟骨粗隆下然谷，沿内踝之后太溪，分支进入脚跟中，上行小腿内侧走三阴交，出腘窝内侧阴谷，上行通过脊柱属肾，络膀胱。它的直行脉从肾向上，通过肝、膈，进入肺中，沿着喉咙，夹舌根旁。它的支脉从肺中出来，络心，流注胸中。

足少阴经筋　起于足小趾的下边，同足太阴经筋并斜行内踝下方，结于足跟，与足太阳经筋会合，向上结于胫骨内髁下，同足太阴经筋一起向上，沿大腿内侧，结于阴部，沿脊里，挟膂，向上至项，结于枕骨，与足太阳经筋会合（图1-8）。

足少阴肾经病　口舌干燥，耳聋，耳鸣，咽喉肿痛，气短喘促，咳唾有血，心烦心痛，足心发热，面色晦滞，神疲嗜卧，头昏目眩，腰膝酸痛，下肢痿厥，黄疸。阳痿，遗精，遗尿，癃闭，睾丸肿痛，月经不调，痛经，胎位不正，肾炎，尿路涩痛等。涌泉可用于休克、中暑、中风等的急救以及神经性头痛等。本经筋循行处出现：足下转筋，本筋所过及结聚部位皆可出现转筋疼痛，病在本筋可有痫证、抽搐和项背反张等，病在背侧的不能前俯，病在胸腹侧的不能后仰（图1-8）。

足少阴经推拿常用穴

然谷： 在足内侧缘，足舟骨粗隆下方，赤白肉际处。

主治： 月经不调、遗精、咳血、消渴。

太溪： 在足内侧，当内踝尖与跟腱之间的凹陷处。

主治： 咽喉肿痛、咳血、月经不调、齿痛、失眠、耳鸣。

照海： 在足内侧，内踝尖下方凹陷处。

主治： 咽喉干痛、月经不调、便秘、癫狂、失眠。

复溜： 在小腿内侧，太溪直上2寸，跟腱的前方。

主治： 腹胀、泄泻、水肿、盗汗、热病汗不出。

阴谷： 在腘窝内侧，屈膝时，当半腱肌肌腱与半膜肌肌腱之间。

主治： 阳痿、崩漏、小便不利。

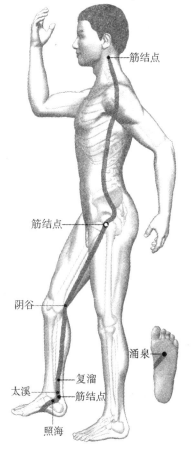

图1-8 足少阴经脉与经筋
循行分布图

足少阴经筋循行通道

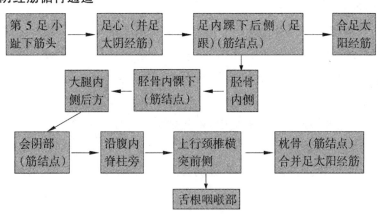

（九）手厥阴经络

手厥阴心包经 起始于胸中，出来属心包络，向下通过膈，历经胸部、上下腹部，络于上、中、下三焦。它的分支沿胸内出胁部，当腋下3寸处向上抵达腋下，沿臂内侧，下行入肘窝曲泽穴，行于前臂间使，入内关穴，走大陵，进入掌中劳宫穴，沿中指到末端中冲穴。它的支脉另从掌中分出，循环指到该指的末端（图1-9）。

手厥阴经筋　起于手中指，与手太阴经筋并行，结于肘内侧，上经上臂内侧，结于腋下，向下散布于胁肋的前后；其分支进入腋内，散布于胸中，结于膈（图1-9）。

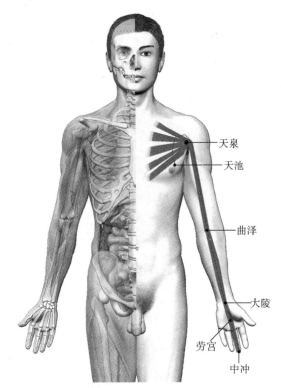

天泉
天池
曲泽
大陵
劳宫
中冲

图1-9　手厥阴经脉与经筋循行分布图

手厥阴心包经病　心悸，胸心痛，心烦，面赤，失眠，癔病，癫狂，昏迷，小儿高热抽搐，惊厥，胸闷，胃脘痛，呕吐，呃逆，口疮。本经筋循行处出现：循行和结聚部位支撑不适，转筋，腋窝及胸胁疼痛，掌心发热等。

手厥阴经推拿常用穴位

天泉：在臂内侧，当腋前纹头下2寸，肱二头肌的长、短头之间。

主治：心痛、胸胁胀痛。

曲泽：在肘横纹中，当肱二头肌腱的尺侧端。

主治：心痛、胃痛、呕吐、热病。

郄门：在前臂掌侧，当曲泽与大陵的连线上，腕横纹上5寸。

主治：心痛、心悸、呕血。

间使：在前臂掌侧，当曲泽与大陵的连线上，腕横纹上3寸，掌长肌腱与桡侧腕屈肌腱之间。

主治：心痛、呕吐、癫狂痫、疟疾。

内关：大前臂掌侧，当曲泽与大陵的连线上，腕横纹上2寸，掌长肌腱与桡侧腕屈肌腱之间。

主治：心痛、心悸、胸闷、呕吐、癫狂痫、热病。

大陵：在腕掌横纹的中点处，当掌长肌腱与桡侧腕屈肌腱之间。

主治：心痛、呕吐、癫狂、疮疡。

劳宫：在手掌心，当第2、第3掌骨之间偏于第3掌骨，握拳屈指的中指尖处。

主治：心痛、癫狂痫、口疮。

中冲：在手中指末节尖端中央。

主治：心痛、昏迷、热病。

手厥阴经筋循行通道

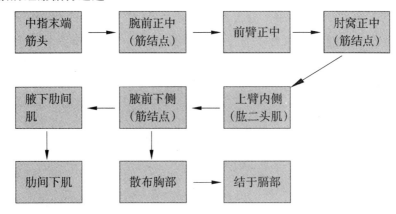

```
┌──────────┐     ┌──────────┐     ┌──────────┐     ┌──────────┐
│ 中指末端  │ ──→ │ 腕前正中  │ ──→ │ 前臂正中  │ ──→ │ 肘窝正中  │
│ 筋头      │     │ (筋结点)  │     │          │     │ (筋结点)  │
└──────────┘     └──────────┘     └──────────┘     └──────────┘
                                                         │
┌──────────┐     ┌──────────┐     ┌──────────┐          ↓
│ 腋下肋间  │ ←── │ 腋前下侧  │ ←── │ 上臂内侧          │
│ 肌        │     │ (筋结点)  │     │ (肱二头肌)│
└──────────┘     └──────────┘     └──────────┘
     │                │
     ↓                ↓
┌──────────┐     ┌──────────┐     ┌──────────┐
│ 肋间下肌  │     │ 散布胸部  │ ──→ │ 结于膈部  │
└──────────┘     └──────────┘     └──────────┘
```

（十）手少阳经络

手少阳三焦经　起始于环指末端关冲，沿手背液门、中渚，出于腕部阳池，走前臂外关、支沟，向上通过肘尖，经过肩部，进入锁骨上窝，分布于膻中，散络心包，向下通过膈，广泛遍属上、中、下三焦。它的支脉从膻中上行，出锁骨上窝，上向后颈，连于耳后翳风，直上行出耳上角孙，再弯向面颊，至眼下。它的另一支脉从耳后进入耳中，出走耳前，经过上关穴前面，交面颊，到目外眦（图1-10）。

手少阳经筋　起于无名指末端，结于腕背，向上沿前臂结于肘部，上绕上臂外侧缘，上肩，走向颈部，合于手太阳经筋。其分支当下颌角处进入，联系舌根；另一支从下颌角上行，沿耳前，连属目外眦，上经额部，结于额角（图1-10）。

手少阳三焦经病　偏头痛，面瘫，耳聋耳鸣，咽喉肿痛，目锐眦痛。本经筋循行处出现：循行和结聚部位支撑不

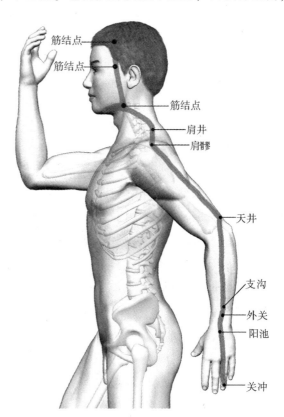

筋结点
筋结点
筋结点
肩井
肩髎
天井
支沟
外关
阳池
关冲

图1-10　手少阳经脉与经筋循行分布图

适，转筋，舌卷，手背痛，肘臂痛，肩背痛，颈项痛，运动障碍。

手少阳经推拿常用穴位

关冲：在手环指末节尺侧，距指甲角0.1寸。

主治：头痛、目赤、耳聋、咽喉肿痛、热病。

液门：在手背部，当第4、第5指间，指蹼缘后方赤白肉际处。

主治：头痛、目赤、耳聋、咽喉肿痛、疟疾。

中渚：在手背部，当环指本节（掌指关节）的后方，第4、第5掌骨间凹陷处。

主治：头痛、目赤、耳鸣、耳聋、咽喉肿痛、热病。

阳池：在腕背横纹中，当指伸肌腱的尺侧缘凹陷处。

主治：腕痛、目赤、耳聋、咽喉肿痛、疟疾、消渴。

外关：在前臂背侧，当阳池与肘尖的连线上，腕背横纹上2寸，尺骨与桡骨之间。

主治：头痛、目赤肿痛、耳鸣、耳聋、胁肋痛、热病、上肢痹痛。

支沟：在前臂背侧，当阳池与肘尖的连线上，腕背横纹上3寸，尺骨与桡骨之间。

主治：暴喑、胁肋痛、便秘、热病。

臑会：在臂外侧，当肘尖与肩髎的连线上，肩髎下3寸，三角肌的后下缘。

主治：上肢痹痛。

肩髎：在肩部，肩髃后方，当臂外展时，于肩峰后下方呈现凹陷。

主治：肩臂挛痛不遂。

翳风：在耳垂后方，当乳突与下颌角之间的凹陷处。

主治：耳鸣、耳聋、口眼㖞斜、颊肿。

瘈脉：在头部，耳后乳突中央，当角孙至翳风之后，沿耳轮连线的中、下1/3的交点处。

主治：头痛、耳鸣、耳聋、小儿惊风。

角孙：在头部，折耳郭向前，当耳尖直上入发际处。

主治：颊肿、齿痛、目翳。

耳门：在面部，当耳际上切迹的前方，下颌骨髁突后缘，张口有凹陷处。

主治：耳聋、耳鸣、齿痛。

耳禾髎：在头侧部，当鬓发后缘，平耳郭根之前方，颞浅动脉的后缘。

主治：头痛、耳鸣、牙关紧闭。

丝竹空：在面部，当眉梢凹陷处。

主治：头痛、目疾。

手少阳经筋循行通道

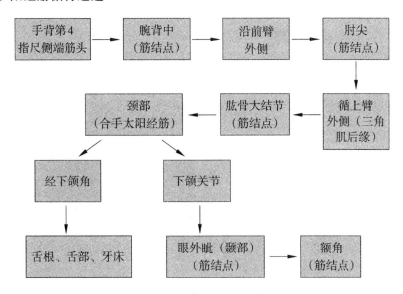

(十一) 足少阳经络

足少阳胆经 起始于目外眦瞳子髎，上行到额角，下耳后完骨，沿颈旁，行手少阳经之前，至肩井。它的支脉从耳后进入耳中，走耳前，至目外眦。它的支脉从目外眦分出，下走大迎，会合手少阳经至目下，下行至下颌角部，行向颈部，会合于锁骨上窝。下向胸中，通过膈，络肝，属胆，沿胁里，出于气街，绕阴部毛际，横向进入髋关节部居髎穴。它的直行脉从锁骨上窝下向腋下，沿胸侧，过季胁，向下会合于髋关节部，由此向下沿环跳，出膝外侧，下向阳陵泉，直下出外踝前丘墟，过足临泣入第4趾外侧端足窍阴。它的支脉从足背分出，进入大趾缝间，出大趾端，回过来通过爪甲，出于趾背丛毛部（图1-11）。

足少阳经筋 起于第4趾，向上结于外踝，上行沿胫外侧缘，结于膝外侧；其分支另起于腓骨部，上走大腿外侧，前边结于伏兔，后边结于骶部。直行者，经季胁，上走腋前缘，系于胸侧和乳部，结于缺盆。直行者，上出腋部，通过缺盆，行于太阳经筋的前方，沿耳后，上额角，交会于头顶，向下走向下颌，上结于鼻旁；分支结于目外眦（图1-11）。

足少阳胆经病 寒热汗出，咽喉痛，口苦，胸胁痛。肝胆疾病：慢性胆囊炎，胆绞痛，胆道蛔虫，急慢性肝炎等。偏头痛，目痛，牙痛，面痹，面痛及偏瘫等。耳鸣耳聋，疟疾，腋下肿。本经筋循行处出现：小趾次趾支转筋，引膝外转筋，膝不可屈伸，腘筋急，引髀髋，上乘季胁痛，上引缺盆、乳突、颈维筋急痛，从左至右，右目不开，并跷脉而行，左络于右，右足不用，曰维筋相交。

足少阳经推拿常用穴

瞳子髎： 在面部，目外眦旁，当眶外侧缘处。

主治： 头痛、目疾。

听会： 在面部，当耳屏间切迹的前方，下颌骨髁突的后缘，张口有凹陷处。

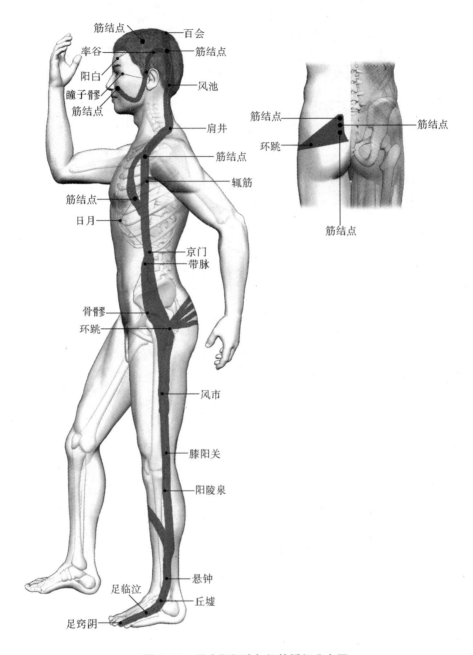

图 1-11　足少阳经脉与经筋循行分布图

主治：耳鸣、耳聋、齿痛。

上关：在耳前，下关直上，当颧弓的上缘凹陷处。

主治：偏头痛、耳鸣、耳聋、齿痛。

曲鬓：在头部，当耳前鬓角发际后缘的垂线与耳尖水平交点处。

主治：头痛、牙关紧闭。

率谷：在头部，当耳尖直上入发际 1.5 寸，角孙穴上方。

主治：偏头痛、眩晕。

头窍阴：在头部，当耳后乳突的后上方，天冲与完骨的中 1/3 与下 1/3 交点处。

主治：头痛、耳疾。

完骨：在头部，当耳后乳突的后下方凹陷处。

主治：头痛、颈项强痛。

本神：在头部，当前发际上 0.5 寸，神庭旁开 3 寸，神庭与头维连线的内 2/3 与 1/3 的交会处。

主治：头痛、目眩、癫狂痫。

阳白：在前额部，当瞳孔直上，眉上 1 寸。

主治：前头痛、目疾。

头临泣：在头部，当瞳孔直上入前发际 0.5 寸，神庭与头维连线的中点处。

主治：头痛、目疾、鼻塞。

风池：在项部，当枕骨之下，与风府相平，胸锁乳突肌与斜方肌上端之间的凹陷处。

主治：头痛、目疾、鼻渊、颈项强痛、感冒、癫狂痫。

肩井：在肩下，前直乳中，当大椎与肩峰端连线的中点上。

主治：头项强痛、肩背疼痛、乳痈、滞产。

日月：在上腹部，当乳头直下，第 7 肋间隙，前正中线旁开 4 寸。

主治：胁肋疼痛、呕吐、呃逆、黄疸。

京门：在侧腰部，章门后 1.8 寸，当第 12 肋骨游离端的下方。

主治：小便不利、水肿、腰胁痛。

环跳：在股外侧部，侧卧屈股，当股骨大转子最凸点与骶管裂孔连线的外 1/3 与中 1/3 交点处。

主治：腰痛、下肢痿痹。

风市：在大腿外侧部的中线上，当腘横纹上 7 寸，或直立垂手时，中指尖处。

主治：下肢痿痹、遍身瘙痒。

阳陵泉：腓骨小头前下方凹陷处。

主治：胁痛、下肢痿痹，腰腹痛。

悬钟：在小腿外侧，当外踝尖上 3 寸，腓骨前缘。

主治：胁痛、下肢痿痹、颈项强。

丘墟：在足外侧的前下方，当趾长伸肌腱的外侧凹陷处。

主治：胸胁胀痛、下肢痿痹。

足临泣：在足背外侧，第 4 跖趾关节的后方，小趾伸肌腱的外侧凹陷处。

主治：目疾、胁痛、乳痈、月经不调。

侠溪：在足背外侧，当第 4、第 5 趾间，趾蹼缘后方赤白肉际处。

主治：头痛、目疾、耳鸣、耳聋、胁肋痛、热病。

足窍阴：在足第 4 趾本节外侧，距趾甲角 0.1 寸。

主治：头痛、目赤肿痛、咽喉肿痛、热病、失眠。

足少阳经筋循行通道

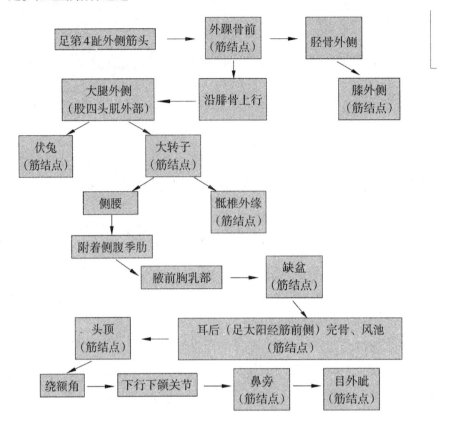

（十二）足厥阴经络

足厥阴肝经　起始于大趾背上的丛毛边缘大敦，向上经行间穴过太冲，在内踝上 3 寸处交三阴交穴，上膝关节内侧曲泉，沿着大腿内侧，进入阴毛中，环绕外生殖器，至小腹，夹胃旁，属肝，络胆，向上通过膈，分布胁肋部，沿气管之后，向上进入咽喉部，连接目系，上行出于额部，与督脉交会于头顶部百会。它的支脉从目系下向颊里，环绕口唇内。它的另一支脉从肝分出，通过膈，向上流注肺（图 1-12）。

足厥阴经筋　起于足大趾上边，向上结于内踝之前，沿胫骨向上结于胫骨内髁之下，向上沿大腿内侧，结于阴部，联络各经筋（图 1-12）。

足厥阴肝经病　头顶痛，眼痛，眩晕，高血压，脑血管意外，小儿高热惊厥，癫痫等。月经不调，痛经，闭经，崩漏，睾丸肿痛，尿路涩痛，前列腺炎。胸胁满痛，呕吐泄泻，肝胆疾病，腰痛腹痛，疝痛尿闭。本经筋循行处出现：大趾支撑不适，内踝前部及大腿内侧转筋疼痛，前阴不能运用，若房事过劳则阳痿不举，伤于寒邪则阴器缩入，伤于热邪则阴器挺长不收。

足厥阴经推拿常用穴

大敦：在足大趾末节外侧，距趾甲角 0.1 寸。

主治：疝气、遗尿、崩漏、阴挺、癫狂痫。

行间：在足背侧，当第 1、第 2 趾间，趾蹼缘的后方赤白肉际处。

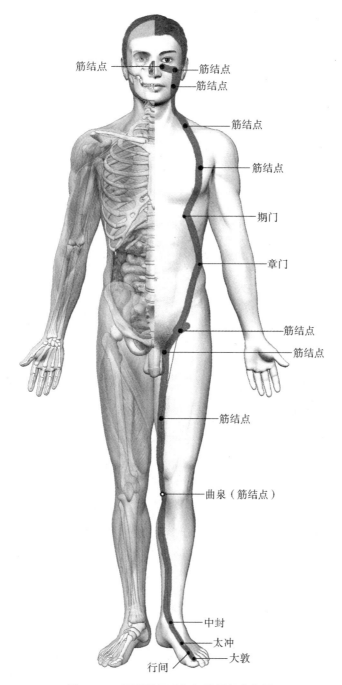

筋结点

筋结点

筋结点

筋结点

筋结点

期门

章门

筋结点

筋结点

筋结点

曲泉（筋结点）

中封

太冲

大敦

行间

图 1-12　足厥阴经脉与经筋循行分布图

主治：崩漏、小便不利、头痛、目赤肿痛、胁痛、癫狂痫。

太冲：在足背侧，当第 1、第 2 跖骨间隙的后方凹陷处。

主治：崩漏、遗尿、疝气、头痛、眩晕、胁痛、癫狂痫。

蠡沟：在小腿内侧，当足内踝尖上 5 寸，胫骨内侧面的中央。

主治：月经不调、带下、小便不利。

曲泉：在膝内侧，屈膝，当膝关节内侧面横纹内侧端，股骨内侧髁的后缘，半腱肌、半膜肌止端的前缘凹陷处。

主治：腹痛、小便不利、疝气、遗精。

章门：在侧腹部，当第 11 肋游离端的下方。

主治：腹胀、泄泻、胁痛。

期门：在胸部，当乳头直下，第 6 肋间隙，前正中线旁开 4 寸。

主治：胸胁胀痛、呕吐。

足厥阴经筋循行通道

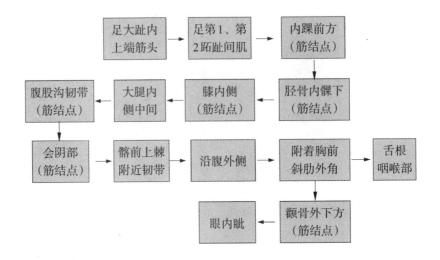

三、临床推拿手法

（一）临床常用推拿手法

1. 点法

点法是临床推拿常用手法之一。临床运用时多用拇指端、食指端、中指端点穴法，其次用屈食指或屈中指点穴法，偶用屈肘点穴法。

【动作要领】

（1）拇指、食指、中指点法（图 1-13）：将力运注于其中之一指端（伸直），其余指握空拳，按压于一定经络穴位或经筋病态结节点或条索状物（多有压痛点）治疗部位上，指端逐渐用力点压到一定深度，力透指端，刚中带柔达到一定的刺激量，能激发经气，疏通气血，疏导瘀滞，除痹止痛。

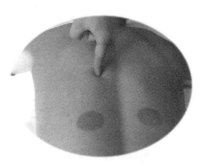

图 1-13　食指点法

（2）屈指点法（图 1-14）：将食指或中指屈曲，以关节骨突部分点压某一经络穴位或经筋治疗部位。

（3）屈肘点法（图 1-15）：用肘尖部位点压某一经络穴位或经筋治疗部位。

【临床应用】点穴法是一种比较强刺激的手法，临床上分点压、点按或点揉的施治手法。笔者习惯采用点按手法，把它归属于笔者自行总结的"五行手法"的

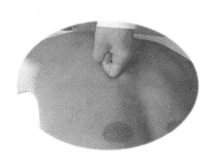

图 1-14　屈指点法

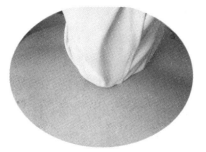

图 1-15　屈肘点法

"木"性手法，取其刚直属性。指力直透经络穴位，激发经气，疏导阻滞经脉，以达活血化瘀，祛风除痹，消肿散结之功效。

此法，笔者在临床上经常与高频、柔和的震颤法结合应用。

2. 按法

按法是临床推拿常用手法之一，临床运用时多用拇指、食指、中指指面按压法，其次用掌根部、鱼际部按压法。

【动作要领】

（1）指按法（图 1-16）：用拇指指面或食指、中指、无名指三指指面着力按压一定的经络穴位或经筋病态结节点或条索状物（多有压痛点）治疗部位。按压力方向应垂直，指端不移动位置，用力要由轻到重，沉稳持续，按压力度可有增有减，但是一定注意手法要刚中带柔，柔中有刚，刚柔相济。

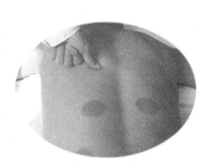

图 1-16　拇指按法

【临床应用】指按法是较强刺激的手法，接触面小，应掌握好按压的轻重度。笔者临床上除常用点按手法之外，常习惯使用按揉手法，循经络线做螺旋形缓慢地移动手指，能够疏导经气，疏理经筋，理气活血，通经散瘀。笔者把它归属于自行总结的"五行手法"之一的"金"性手法，取其刚柔相济属性。

（2）掌按法（图 1-17）：将掌根部、鱼际部用力按压一定的经筋治疗部位，逐渐用力按压到一定程度。

【临床应用】该手法接触面较大，刺激量较柔和。笔者临床上亦多采用按揉手法，可定位小幅度按揉，亦可缓慢移动按揉。适用于背、腰、骶部、腹部等。

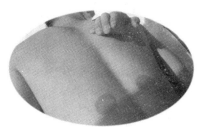

图 1-17　掌按法

3. 揉法

揉法是临床推拿常用手法之一，临床运用时多用指揉法、掌揉法，肘、前臂揉法。

【动作要领】

（1）指揉法（图1-18）：将拇指或食指、中指指面附压贴住于施治经络穴位或经筋病态结节点或条索状物（多有压痛点）治疗部位，进行前、后、左、右顺时针、逆时针环形旋转揉动。要求手腕放松，动作柔和连续，按压适度，施力渐增渐减。揉动时带动皮下组织，忌过度摩擦皮肤。

（2）掌揉法（图1-19）：将掌根部或鱼际部附压贴住于治疗经络穴位或经筋治疗部位。手腕放松，运用腕关节带动前臂做小幅度的轻柔缓和的环旋揉动，动作连续，施力渐增渐减。

【临床应用】临床上除常用按揉手法活血散瘀之外，亦常用指尖切揉手法，以疏理经筋、活血散瘀。笔者把它归属自行总结的"五行手法"之一的"水"性手法，取其渗透、濡木属性。

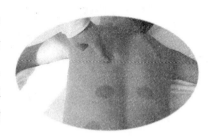

图1-18　指揉法

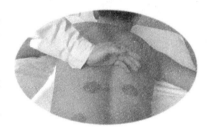

图1-19　掌揉法

4. 推法

推法是临床推拿常用手法之一，多用拇指推法、掌推法、拳推法，偶用肘推法。

【动作要领】

（1）拇指推法（图1-20）：将拇指指面或指侧面着力于施治经络线或经筋病态结节点或条索状物（多有压痛点）治疗部位，沿经络走行或肌纤维平行方向做单向的直线推移。要求用力沉稳，有慢有快，按压有轻有重。注意开始时要用轻柔手法。

（2）掌推法（图1-21）：将掌根部或鱼际部着力于施治经络线或经筋治疗部位，沿经络走行或肌纤维平行方向做单向的直线推移。要求同拇指推法。本手法接触面大，刺激量较轻，柔和舒适。

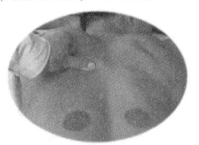

图1-20　拇指推法

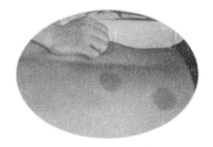

图1-21　掌推法

（3）拳推法（图1-22）：将手握成实拳，以食指、中指、无名指、小指第一指间关节突起部着力于施治经络线或经筋治疗部位，沿经络走行或肌纤维平行方向做单向的直线推移。要求同拇指推法。本手法刚劲有力、推面宽，刺激量较强，能深透经筋组织。

【临床应用】临床上笔者除常用推拿手法理筋松肌、通经活络之外，亦常用推擦手法，以达通经温筋，疏通气血，濡养关节、肌肉，调理脏腑，温脾补肾，除痹止痛之目的。笔者把它归属自行总结的"五行手法"之一的"火"性手法，取其"温热"属性。

5. 拿法、捏法

拿法、捏法是临床推拿常用手法。临床上多用五指拿捏法、四指拿捏法、三指拿捏法、掌指拿捏法。

【动作要领】

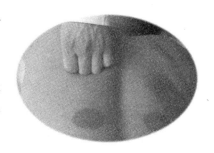

图1-22　拳推法

（1）四指、五指拿捏法（图1-23）：将拇指与其余四指、三指相对用力，循一定经络走行或经筋病态结节点或条索状物（多有压痛点）治疗部位，做持续地拿捏、按揉动作。拿捏时尽量把五指、四指放在不同的经络线上，做手法时，注意逐渐用力内收并稍上提，做到一松一拿，并反复之。

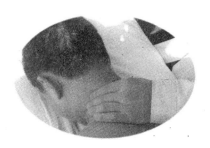

图1-23　四指、五指拿捏法

（2）三指拿捏法（图1-24）：将拇指与食指、中指相对用力，循一定经络走行或经筋治疗部位，做持续地拿捏、按揉动作。

（3）掌指拿捏法（图1-25）：将掌根部与食指、中指、无名指、小指相对用力，循一定经络走行或经筋治疗部位，做持续地拿捏、按揉动作。

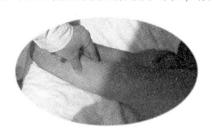

图1-24　三指拿捏法

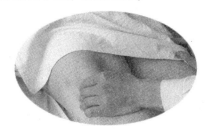

图1-25　掌指拿捏法

【临床应用】临床上多把拿法、捏法同推法合用，以达疏理经筋，疏通经气，活血散瘀，祛风散寒之目的。笔者把它归属自行总结的"五行手法"之一的"土"性手法，取其"濡养"属性。

6. 擦法

擦法是临床常用推拿手法之一，临床上多采用掌擦法，大、小鱼际擦法。

【动作要领】

（1）掌擦法（图1-26）：将掌根部紧贴皮肤，做上下方向或左右方向的直线往返摩擦，使产生的温热感能透达深层组织。要求用力均匀适中，感觉舒适，动作要连续不断，积累热量。

（2）大、小鱼际擦法（图1-27）：将大、小鱼际部位紧贴皮肤，做上下方向或左右方向的直线

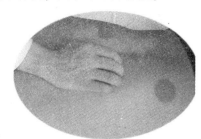

图1-26　掌擦法

往返摩擦，使产生的温热感能透达深层组织。要求同掌擦法。

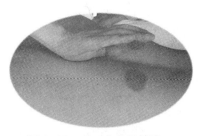

图 1-27　大、小鱼际擦法

【临床应用】临床上常合用推擦手法。温筋散结，濡养经络血脉。以达温经通阳、活血散瘀、祛湿散寒、补益肾脾、舒筋活络、消肿止痛之功效。

7. 指切、指拨法（图 1-28）

指切、指拨法是临床常用推拿手法，笔者多用拇指指尖、食指指尖、中指指尖行切法、拨法。

【动作要领】将拇指指尖或食指、中指指尖贴压于经筋病态结节点或条索状物（多有压痛点），施行柔和的由浅到深的切压弹拨。切揉手法多采用先纵向拨切滑动，而后横向分切揉动之施治手法。

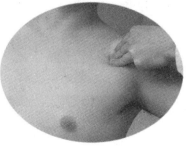

图 1-28　指切、指拨法

【临床应用】临床上常用指尖切揉、切拨、弹拨手法，以达到分肌解筋、消除病态节结点、消肿散瘀止痛之目的。

临床上还常用有滚法、摩法、抹法、搓法、振法、抖法、掐法、拍法等，笔者应用较少，并且操作简单。在这里不一一介绍。

（二）五行易经筋推拿手法

五行易经筋推拿手法又称易经解筋散结法，是通过易经筋灵龟八法修炼术等练习指力、掌力，并以此指力、掌力进行操作，推拿手法包括以下 5 种。

1. 指点按震颤手法（图 1-29）

指点按震颤手法亦称激发经气手法。在五行中，应把它归属"木"性，取其刚直如锥之特点。指力直透经络穴位或经筋治疗部位，以达激发经气，促进经气运行，消瘀散结、活血止痛之功。

2. 指、掌按揉手法（图 1-30）

指、掌按揉手法亦称疏筋通经手法。在五行中，应把它归属"金"性，取其刚中有柔、柔中带刚、刚柔相济之特点。用指、掌按中带揉手法，能循经疏导经气、疏理经筋，使经气行而不散，经筋松而不散，以达行气散瘀、消肿除结之功效。

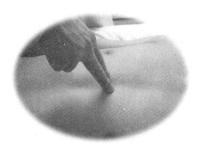

图 1-29　指点按手法

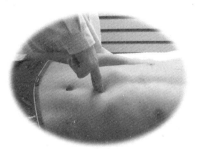

图 1-30　指、掌按揉手法

3．指切拨、弹拨手法（图1-31）

亦称分筋手法。在五行中，应把它归属"水"性，取其滋润、渗透之特点。用柔和指力，由浅到深，无孔不入，逐渐力透经筋病态结节点或条索状物中，纵向切拨，横向分揉，以达分筋解锁、消肿散结之功效。

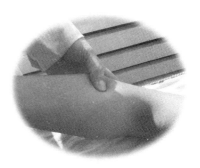

图1-31　指切拨、弹拨手法

4．指、掌推拿、拿捏手法（图1-32）

指、掌推拿、拿捏手法称松筋养筋手法。在五行中，应把它归属"土"性，取其"土宜松"濡养滋润之特点。指、掌推中带拿捏，作用于循行经络或经筋病态部位，松其经筋，使其瘀结之气血畅通，以达筋肉得其濡养而消除病态结节点或条索状物。

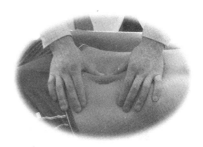

图1-32　指、掌推拿、拿捏手法

5．指、掌推擦手法（图1-33）

指、掌推擦手法亦称温筋手法。在五行中，应把它归属"火"性，取其温煦、发散之特点。指、掌推中带擦，作用于循行经络或经筋病态部位，使经筋在疏理中得到温养，寒湿易散、瘀滞易通、经气易行、筋结易解，以达祛风除湿、温经散寒、散瘀止痛之目的。本法具有温阳固本、活血化瘀、理筋散结、消肿止痛之功效。

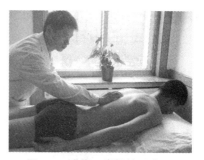

图1-33　指、掌推擦手法

在五行易经筋推拿手法应用中，亦要多注意五行中"木、火、土、金、水"的相生相克属性，"木生火，火生土，土生金，金生水，水生木"；"木克土，土克水，水克金，金克木"。另外，还要擅长应用"互生互克"规律（图1-34）。在临床应用时，适当注意五行易经筋推拿手法特点与治疗的经络脏腑的属性相对应，更能事半功倍、相得益彰。

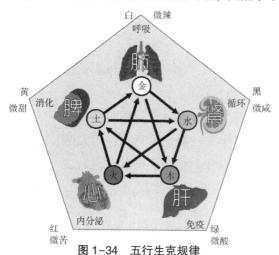

图1-34　五行生克规律

另外，笔者在临床工作中，多结合前臂滚法、绣球滚法。

（三）肩关节整复及经筋疏理方法

1. 杠杆扳法 （图1-35）

患者取坐位，医生首先一手扣住患者患侧腕部，另一手循手三阳及手太阴经筋行按揉、拿捏颈肩臂部经筋手法。反复3~5遍，使其放松。医生站于其患肩侧方，以一手的前臂置于患肩腋下，另一手托住其肘尖部，使肘关节屈曲为70°~80°于胸前，并且用力缓缓向内推按，置于腋下之前臂同时向外牵拉，使其关节内松动。要求动作稳定柔和，切忌用蛮力，以患者能忍受为宜，反复3~5遍，最后做肩部推擦、拿捏手法，使其热透为度。

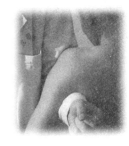

图1-35 杠杆扳法

临床上此手法能使关节内松动，缓解痉挛粘连，具有恢复关节活动功能的作用。

2. 拔伸法 （图1-36）

（1）患者取坐位，医生站于其侧方，首先行放松手法后，以双手握住其前远端，做向外缓慢牵拉，持续30秒后放松，稍作休息，再重复做上述牵拉，反复3~5遍。要求用力缓和，不可用暴力。

（2）患者取坐位，医生站于其侧后方，以双手握住其前臂远端，做向上牵拉拔伸。要求同上，反复3~5遍。

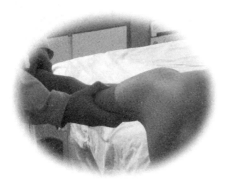

（1）　　　　　　　　　　（2）

图1-36 拔伸法

3. 抬臂扳法 （图1-37）

患者取坐位，医生首先行肩部放松手法后，站于其侧方，半蹲位，将患肢手放在医生肩部。医生双手抱住患肩前后部，用手指点按、切揉、推拿，同时缓慢起立使患肢逐渐向上抬举，反复3~5次。

4. 后伸屈肘扳法 （图1-38）

患者取坐位，医生站于患肢侧，以一手扶患肩，另一手握其腕部向后扳至最大幅度时，再将患肢屈肘

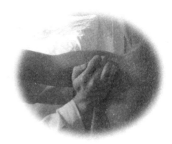

图1-37 抬臂扳法

置于背后，并做向内拉、向上抬举的扳动，以患者能耐受为度，反复3~5次。

5. 托肘摇肩法（图1-39）

患者取坐位，医生站于患侧，先行肩部放松手法后，以一手扶住其肩关节，另一手托住其肘部，做顺时针或逆时针的中幅度缓慢摆动。左右各摆动8~12次。

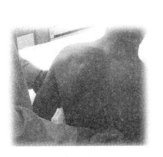
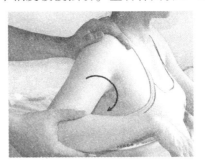

图1-38 后伸屈肘扳法　　　图1-39 托肘摇肩法

（四）颈椎整复及经筋疏理方法

1. 前屈扳法（图1-40）

患者取仰卧位，医生站于其头前，首先一手稍微把头托起，另一手从下至上按揉、捏拿颈部经筋，反复3~5遍，使其放松。然后双前臂十字交叉，两手抓住患者对侧肩部，交叉部托起患者枕部，前臂缓慢抬起，使颈椎缓慢前屈至极限后放下，再前屈，反复3~5遍。本法可伸展项后肌筋，改善颈部僵硬、屈伸不利的症状。

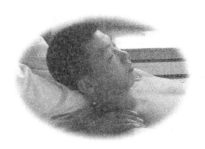

图1-40 前屈扳法

2. 侧屈扳法（图1-41）

患者取坐位，医生站于其偏后侧，首先一手固定头部，另一手从上至下按揉、拿捏颈部经筋，反复3~5遍，使其放松。然后用一手抱住患者头部并靠于胸前，另一手按住患者对侧的肩部，然后两手协调用力，缓慢将患者颈椎侧屈至极限后再复原，反复3~5遍。本法可伸展项侧肌筋，改善颈部僵硬、屈伸不利的症状。

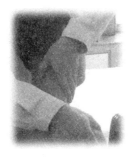
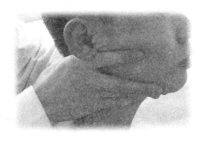

图1-41 侧屈扳法　　　图1-42 垂直牵引旋转侧扳法

3. 垂直牵引旋转侧扳法（图1-42）

患者取坐位，首先进行颈部经筋放松手法后，医生双手托住患者下颌部及枕骨风池穴部，缓慢垂直托起头颅，力度适中，并做轻度左右摇晃。然后在维持牵引下将颈椎向棘突偏凸侧旋转至生理限制位，做一突发有控制的动作，扩大旋转幅度3°~5°，出现"咯"的弹响声，使颈椎复位。然后再向另一侧旋转，做同样复位动作。最后把颈部从上至下纵向按揉、推擦，横向拿捏，反复3~5次，或使颈肌热透为度。

4. 仰卧旋转侧扳法（图1-43）

患者取仰卧位，医生先进行颈部肌筋放松手法后，双手抱住患者下颌及颞枕部，将其头部向后上方牵引并保持颈椎轻度前屈位，然后在维持牵引下将颈椎向棘突偏凸侧旋转至生理限制位，再做一突发有控制的动作，扩大旋转幅度3°~5°，突破交锁而使颈椎关节复位。

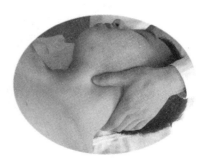

图1-43 仰卧旋转侧扳法

5. 颈椎仰卧整复理筋手法（图1-44）

（1）首先取坐位，循头颈、肩臂、手部手三阳经行按揉、拿捏手法，放松颈肩部经筋。

（2）患者取仰卧位，颈椎下不加枕头。医生站其头前，双手重叠，在颈中段下将颈部稍微托起并向后拔伸（注意医生要两臂伸直，靠后仰之力带动上肢进行拔伸，并且双手要在颈下固定一处，不要将颈两侧卡死），以患者感到舒适为度。拔伸时间不少于30秒，可反复3~5遍。

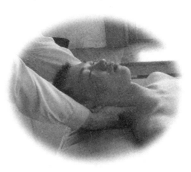

图1-44 颈椎仰卧整复理筋手法

（3）患者取仰卧位，医生用五指指肚着力，由下而上直线按揉、拿捏。中指循督脉（大椎至风府），食指及无名指循颈椎旁夹脊穴至天柱穴，拇指及小指循颈部足太阳经筋至风池穴。两手协作，交替进行，反复3~5遍，或以局部温热感为度。

（4）患者取仰卧位，颈部经筋（从颈椎横突线着力）横向推拿，纵向按揉，从颈椎7横突处至风池（双）穴，反复3~5遍。

（5）患者取仰卧位，将颈部微向上托起，在拔伸状态下左右旋转颈椎45°左右，反复3~5遍，然后一手托起项部，另一手扶其头项部，在颈椎前屈10°左右旋转最大限度时，分别做一个有控制的旋转动作。最后，医生继续将患者颈根部微微托起，然后边拔伸边用单手或双手拿捏颈椎至发际，反复3~5遍或以热透为度。

注：通过临床实践，笔者已将此套手法简化为坐位颈椎整复法，疗效亦佳，操作起来更加方便。

6. 颈部旋转斜扳法（图1-45）

患者取坐位，头稍前俯或稍后仰。首先行颈项部放松手法，医生站于其后侧方，用一手扶住其头枕下，另一手托住其下颌部，两手协同动作，有控制地、轻柔而缓慢地向左右两侧旋转头项数次，当感到患者颈肩部放松后，可向患侧慢慢旋转（即右侧病变向右侧旋转，左侧病变向左侧旋转）。当旋转到一定幅度时，觉有阻力稍停顿一下，随即用劲儿再做一个有控制的快速扳动（约5°）。此时常可听到"咯"的弹响声，即已复位。

此扳法适合于颈椎4以上关节的整复（图1-45）。

（五）胸椎整复及经筋疏理方法

1. 扩胸扳法（图1-46）

患者取俯卧位，医生首先循背部夹脊穴及足太阳经筋行按揉、推擦手法，使之热透；横向拿捏，使其放松；经筋结节点切揉，使其消散。

患者取坐位，令其两手十指交叉扣住并抱住颈项部，医生站于其后，用一侧膝部顶住其背部，用两手掌托住患者两肘部，使其身体缓慢地前后俯仰，并向后做扩胸扳动。

临床应用于背部板滞酸痛，早期强直性脊柱炎，无原因的胸闷痛者，胸椎上段关节错位者。

2. 坐位旋颈椎整复法（图1-47）

患者取坐位，首先放松颈、胸椎旁经筋。医生站其身后，以一手拇指面抵住患者胸椎偏歪棘突外侧方，其他四指顺势扶住对侧颈部，以稳定患者头项。另一手托住患者下颌，医生一边使患者头颈轻微后仰，一边平缓地进行向偏歪侧旋转，摆动头颈。当旋转至一定角度后，可感到拇指下有明显棘突滑动感。此时患者姿势不变，重新旋转，摆动头项，当感觉患者肌肉放松时，突然使头项做快速有限的增大幅度的旋转动作。同时，医生放在偏歪棘突旁拇指轻轻向对侧推动棘突，多有指下弹响声出现。

本法多用于胸椎4以上关节的整复。

3. 胸椎旋转侧扳法（图1-48）

患者取坐位，医生首先手法放松背部经筋。让患者两手十指交叉扣住颈项部，背部稍向前屈放松，医生站于其前侧方，一手扣住患者对侧肩部，另一手扶住同侧肩部，向医生站位缓慢地小幅度旋转扳动胸椎2~3次，同时叮嘱患者放松腰背部肌肉后，快速地有控制地稍加大幅度旋转扳动胸椎1次。然后，同样动作，向

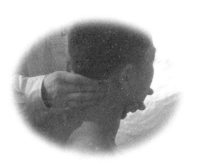

图1-45　颈部旋转斜扳法

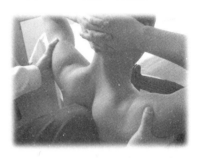

图1-46　扩胸扳法

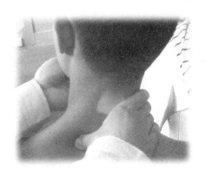

图1-47　坐位旋颈椎整复法

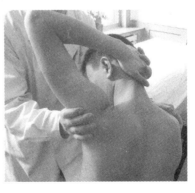

图1-48　胸椎旋转侧扳法

反方向旋转扳动胸椎1次，注意观察胸椎弹响声。

本法多用于胸椎7以下关节的整复。

（六）腰骶椎整复及经筋疏理方法

1. 旋转侧扳法（图1-49）

（1）患者取俯卧位，医生首先行放松腰腿部经筋手法。

（2）患者取侧卧位，在下的下肢伸直，在上的下肢半屈膝屈髋，放于身前侧，或伸直放于床边。医生面对患者而立，以一手臂按住其肩前部，往后推压，另一手臂按住其臀部，轻轻往前推扳，随即可听到"咯"的弹响声，即已复位。然后，调换侧卧位，上下肢调换姿势，同样旋扳1次。

此手法简单易做，对腰椎骶髂关节及胸椎下段错位整复均有效。

2. 反伸扳法（图1-50）

患者取俯卧位，医生站于患者一侧，一手按压患者腰椎病处，另一手托起其一侧或两侧下肢，用力向上扳拉，使腰椎向后过伸。要求用力稳定，两手动作协调，反复扳拉5~7次。本手法很重要，用于早期腰椎间盘膨出的复位。

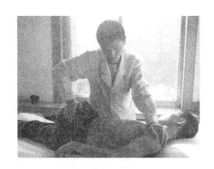
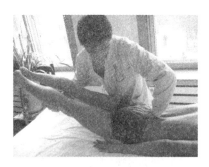

图1-49　旋转侧扳法　　　　　图1-50　反伸扳法

3. 过屈复位法（图1-51）

患者仰卧位，医生站于患者一侧，一手握住患者一腿踝部，另一手扶膝部，助手按压患者另一腿固定。医生先半屈曲患者的下肢，内收外展5~7次，再过屈髋、膝关节，用力压向对侧季肋部。此时常可听到关节复位错动声或滑动感觉。本手法用于骶髂关节错位。

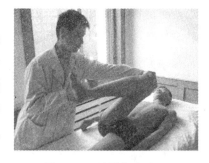

图1-51　过屈复位法

四、特殊疏理手法

（一）十二经脉与十二经筋疏通法

人体的经筋、经脉如有形、无形网络笼罩着全身，调整着周身肌肉运动及气血运行。经筋的疏顺与经脉的畅通保障着人体的健康，如果某处出现经筋瘀结、经脉不畅，人体必然患病。

1. 手太阴经脉与经筋疏通法

用手法循手太阴经疏理经筋、松解筋结、疏导经气。

（1）患者手臂抬起（坐位或仰卧位），按缺盆、推中府穴，用大拇指横推锁骨下缘，从内（胸锁关节处）到外（肩锁关节处）；用拇指或中、食指尖切拨、按揉肩前喙突处筋结点1~3分钟。然后用鱼际或掌根部推擦肩前筋结部位1~2分钟。

（2）一手托起患者肘部并固定，另一手循上臂内侧手太阴经行螺旋形按揉至肘窝外侧（尺泽穴），反复3~5遍，然后横向推拿、弹拨三角肌前缘及肱肌经筋。

（3）肘部推拿手法同手阳明经手法，两经筋结点处可同时切拨、按揉之，以求表里经互补。

（4）一手托起患者前臂并固定，另一手从尺泽至太渊循前臂外侧手太阴经行螺旋形按揉，反复3~5遍。然后横向弹拨、纵向推擦前臂外侧经筋结点（重点肱桡肌）1~2分钟。

（5）腕部推拿手法同手阳明经手法。

（6）点按列缺穴及按揉鱼际后，推擦约1分钟；然后按揉大拇指掌指关节、指间关节及指末端筋头两侧各约10秒。

2. 手阳明经脉与经筋疏通法

用手法循手阳明经疏理经筋、松解筋结、疏导经气。

（1）两手同时按揉患者两侧鼻旁（迎香附近）、下颌关节（颊车、下关附近）、太阳、前额角各5~6秒，随后推擦疏理相关经筋，约1分钟。然后，点按上星穴。

（2）两手先从上至下拿捏胸锁乳突肌及肩井，随后两手交替纵向推双侧颈部桥弓（颈部两侧、耳垂下方大筋中点）1~2分钟。配合左右扳颈手法。

（3）首先切按、弹拨、推擦患者肩峰部及肩锁关节处，行肩井疏理法；然后点按、拿捏、推擦肩胛骨后缘及对应胸椎棘突旁1~3分钟。

（4）用手指从患者肩髃至曲池，循手阳明经行螺旋形按揉，反复3~5遍；然后横向拿捏上臂外侧经筋（三角肌）1~2分钟；纵向推擦相应经筋及筋结点2~5分钟。

（5）一手拇指扣住患者肱骨外上髁、中指扣住肘部鹰嘴上、小指及无名指扣住肱骨内上髁处，重点横向切拨、按揉肱骨外上髁经筋筋结点及肱桡肌肌腹；另一手固定腕部并且来回旋转前臂加以配合。随后，从曲池至阳溪，循前臂桡侧手阳明经行螺旋形按揉，反复3~5遍。然后推擦相应经筋及筋结点1~2分钟。

（6）一手扣住患者腕部阳溪及太渊穴上，另一手把握拇指、食指旋转摇摆腕部，以舒缓经筋。随后按阳溪、推合谷，按揉掌指关节、指间关节、指末端筋头两侧，各约10秒。

3. 手少阴经脉与经筋疏通法

用手法循手少阴经疏理经筋、松解筋结、疏导经气。

（1）患者取仰卧位，点按脐部、中脘、巨阙各约 30 秒；然后推揉脐部至巨阙之间经筋 5~6 遍。

（2）一手托住患肢肘部并抬起上臂，另一手按揉、拿捏腋前筋结点，并点按极泉穴（以出现酸麻感往下放散为佳）1~2 分钟。随后循上臂内侧（肱肌）手少阴经行螺旋形按揉至肘内侧少海穴，反复 3~5 遍，然后横向拿捏、弹拨肱肌经筋。

（3）肘部推拿手法同手太阳经手法，配合前臂旋转横向切拨、按揉肘内侧筋结点。

（4）一手拇指、食指相对扣住患者后溪、少府穴处，另一手从前臂内侧（少海至神门）循手少阴经行螺旋形按揉，反复 3~5 遍；随后横向推拿、弹拨前臂尺侧经筋。然后对肘内侧筋结点及经筋行纵向推擦手法 1~2 分钟。

（5）手、腕部手法同手太阳经手法。

4. 手太阳经脉与经筋疏通法

用手法循手太阳经疏理经筋、松解筋结、疏导经气。

（1）患者取坐位，两手同时按揉患者两侧耳前、耳上、耳后（乳突附近）经筋及筋结点、太阳穴各 5~6 秒。

（2）用一手固定患者头部，另一手从乳突后循颈椎两侧横突从上至下按揉到颈根处，反复 3~5 遍；注重颈椎关节手法整复，查寻病态筋结点后，使用手法弹拨、按揉、拿捏推擦之。然后行肩井疏理法。

（3）用一手扣住患者后溪、合谷处，另一手循手太阳经按揉肩井、肩中俞、秉风、曲垣、天宗，反复 3~5 遍；然后重点按揉、拿捏、推擦肩胛骨后缘经筋、冈下肌筋、冈上肌筋及筋结点各 1~2 分钟。患者取坐位或俯卧位，抬起患臂，用手掌根部或鱼际向外上侧旋转拿捏、推擦肩后经筋，并按压 2~5 分钟。

（4）一手固定患者后溪、合谷处，另一手从肩后臑俞至小海穴，循肩三角肌后缘及肱肌行螺旋形按揉，反复 3~5 遍；随后横向推拿之，注意将三角肌往前反复推进 3~5 遍。

（5）肘部推拿手法同手阳明经手法，注重无名指、小指横向切拨、按揉肘后肱骨内上髁筋结点。

（6）一手扣住患者后溪和合谷处，另一手从前臂后侧小海穴至阳谷，循手太阳经行螺旋形按揉，反复 3~5 遍；然后横向推拿、弹拨前臂后侧经筋，对肘后筋结点及附近经筋行纵向推擦 1~2 分钟。

（7）一手扣住患者阳谷与神门穴处，另一手牵拉小指、无名指，并且旋转摇摆之，以舒缓经筋约 30 秒；然后按揉小指掌指关节、指间关节、指末端筋头两侧各约 10 秒。

5. 手厥阴经脉与经筋疏通法

用手法循手厥阴经疏理经筋、松解筋结、疏导经气。

（1）将患者手臂抬起（坐位或仰卧位），用拇指或食、中指尖弹拨、按揉，用鱼际或掌根部推拿、推擦腋前下方筋结点 1~2 分钟。

（2）随后循患者上臂内侧（肱肌）手厥阴经行螺旋形按揉至肘内正中筋结点（曲泽），反复3~5遍；随后横向拿捏、弹拨肱肌经筋，对肘内正中筋结点及附近经筋行纵向推擦手法1~2分钟。

（3）患者前臂及手、腕部推拿手法同手少阳经手法，注重手掌心（劳宫附近）、掌背骨间肌筋疏理。

6. 手少阳经脉与经筋疏通法

用手法循手少阳经疏理经筋、松解筋结、疏导经气。

（1）两手点按患者双侧下关、曲鬓、耳和髎、额角（头维）；然后循手少阳经筋行按揉、推擦手法。

（2）肩颈部推拿手法同手太阳经手法。

（3）一手托住患者肘部，另一手从肩稍后部肱骨大结节筋结点（肩髎穴）至肘尖筋结点（天井穴），循上臂外侧手少阳经行螺旋形按揉，反复3~5遍；然后横向推拿、弹拨相关经筋及筋结点约30秒。注意将三角肌往前反复推紧3~5遍。

（4）从患者肘尖（天井穴）至腕背中（阳池穴）循前臂外侧手少阳经，与手厥阴经肘内正中筋结点（曲泽）至腕前正中（大陵）相对按揉、推擦手法1~2分钟。

（5）一手拇指与食指、中指相对应，点按患者腕部阳池，透大陵，另一手扣住中指、无名指，旋转摇摆腕关节，以舒缓经筋约10秒；然后，按揉中指、无名指掌指关节、指间关节、指末端筋头两侧各约10秒。

7. 足阳明经脉与经筋疏通法

用手法循足阳明经疏理经筋、松解筋结、疏导经气。

（1）患者仰卧位，两手同时按揉患者两侧鼻旁（迎香附近）、下颌关节（颊车、下关附近）、眶下缘、太阳、前额角各5~6秒；随后推擦疏理相关经筋约1分钟，然后点按上星穴。

（2）两手先从上至下拿捏患者颈部两侧胸锁乳突肌及肩井，按到颈外侧中下部时，给予适当持续按压，以出现肩臂酸麻为佳；随后两手交替纵向推双侧颈部桥弓1~2分钟。配合侧扳颈椎。

（3）一手按揉患者缺盆，横推、切拨胸锁关节处，另一手点按、推擦胸椎6~10棘突旁1~3分钟。

（4）用手指点按、横向弹拨、推擦乳根穴；点按、横向拿捏梁门对中脘、天枢对神阙、水道对关元，纵向推擦腹直肌；然后横向弹拨、推擦耻骨联合上经筋及腹股沟韧带；点按会阴穴两旁经筋结点3~6分钟。

（5）用手指从患者髀关至梁丘，循足阳明经行螺旋形按揉，反复3~5遍。然后用手法横向弹拨、推拿大腿前侧经筋（股外侧肌）1~2分钟。

（6）一手握住患者膝关节，另一手握住踝关节，屈膝、屈髋内旋、外旋各3~5圈。内旋时向肚脐部尽量按压，外旋时向同侧腹部尽量按压。随后，一手扣住膝髌（拇指、无名指扣住内外膝眼，余指扣住膝髌上缘），往上提拿、按揉髌骨，然后推擦膝髌四周，另一手点按膝后委中穴5~6分钟。

（7）从患者胫骨前足三里至解溪循足阳明经行螺旋形按揉，反复3~5遍。然后推擦相应经筋及筋结点1~2分钟。

（8）做足踝关节背屈、伸、旋转活动，疏按骨间肌，以舒缓经筋。按揉掌趾节两侧、趾间关节、趾末端筋头两侧各10秒。

8. 足太阴经脉与经筋疏通法

用手法循足太阴经疏理经筋、松解筋结、疏导经气。

（1）患者仰卧位，点按眶下、颧骨下、缺盆处，按揉颈前外侧胸锁乳突肌，横推锁骨下缘1~2分钟。然后四指拿捏乳房处，并用鱼际或掌根部推揉乳房外侧经筋（前锯肌）；点按、横向弹拨、推擦乳根穴1~2分钟。

（2）用拇指横向推揉患者上腹部两侧胁肋弓，随后，两手配合拿捏肚脐周经筋，并向肚脐中央挤按之。循胸腹外侧足太阴经行螺旋形按揉至腹股沟（冲门穴），反复3~5遍。然后横向弹拨、推擦小腹肌筋、耻骨联合上缘筋结点及腹股沟韧带经筋结点，按揉、推压髂前上棘内侧2~5分钟。

（3）点按会阴穴两旁经筋结点，并弹拨、按揉之。

（4）从患者髀关至血海循大腿内侧足太阴经行螺旋形按揉，反复3~5遍。然后横向弹拨、拿捏大腿前内侧（股四头肌）足太阴经筋和足阳明经筋，纵向推擦1~2分钟。

（5）膝部推拿手法同足阳明经手法。（仰卧位）侧重膝内侧经筋按从下往上手法按揉、弹拨、推擦之。

（6）从患者胫骨内髁下（阴陵泉）至足内踝筋结点，循足太阴经手法行螺旋形按揉，反复3~5遍；随后，相应经筋弹拨、拿捏、推擦5~6分钟。

（7）足踝部推拿手法同足阳明经手法。

（8）点按公孙、太白穴约10秒；然后横向弹拨、推拿足弓，纵向推擦约30秒。

（9）按揉足大趾掌趾关节、趾末端筋头两侧，各10秒。

9. 足太阳经脉与经筋疏通法

用手法循足太阳经疏理经筋、松解筋结、疏导经气。

（1）患者坐位，一手点按患者迎香、睛明、攒竹，均取双侧；随后，循头部足太阳经行螺旋形按揉，经百会、四神聪到天柱穴，均取双侧，反复3~5遍。另一手拿捏枕下线，循颈侧行螺旋形按揉到大椎旁双侧，拿捏肩井3~5遍。然后横向切拨、拿捏颈项肌筋。配合颈椎整复。

（2）点按患者肩锁、胸锁关节处及缺盆穴，横推锁骨下缘处。然后，往前推揉前锯肌及腋前下方经筋，往后推揉肩胛下角（外下缘经筋）2~5分钟。

（3）患者取俯卧位，从患者背部循足太阳经及夹脊穴行螺旋形按揉，反复3~5遍。随后，横向拿捏、纵向推擦腰背部经筋，以产生温热感为度，操作2~5分钟。此时，注意疏理肋骨下沿（京门附近）筋结点。

（4）按揉患者环跳、风市、秩边，从承扶至委中，循大腿后侧足太阳经行螺旋形按揉，反复3~5遍；横向弹拨、拿捏股二头肌筋，纵向推擦2~5分钟。

（5）一手抬起患者小腿，另一手点按、切拨腘窝处委中穴及内外侧筋结点10~20秒。

（6）从患者委中经承山到昆仑（相对太溪拿捏）循足太阳经行螺旋形按揉，反复3~5遍。横向推拿、弹拨腓肠肌内外侧头，纵向推擦疏理2~5分钟。

（7）相对照海按揉申脉，并横推、弹拨内外踝下后方经筋。然后旋转摇动踝关节，并按揉足小趾内外侧筋头2~5分钟。

10. 足少阴经脉与经筋疏通法

用手法循足少阴经疏理经筋、松解筋结、疏导经气。

（1）头颈部手法同足太阳经手法。注意按揉、切拨颈椎横突处经筋。

（2）患者取仰卧位，从患者中脘经肚脐到关元循任脉及足少阴经缓慢加压推按，力度逐渐加大，以力透背脊处为佳，操作2~5分钟（注意要空腹，可少饮水；无腹腔器质性病变。实证从上往下推按，虚证从下往上推按）。

（3）横向按揉、弹拨患者耻骨联合上缘经筋及会阴部筋结点、腹股沟韧带（筋结点），推压髂前上棘内侧2~5分钟。

（4）循患者大腿内侧后方足少阴经行螺旋形按揉到阴谷穴，反复3~5遍。再弹拨、推擦相应经筋（膝内侧筋结点，先弹拨后横向、纵向推擦）1~2分钟。

（5）循胫骨内侧足少阴经行螺旋形按揉到太溪穴（对应按揉昆仑），反复3~5遍。横向弹拨、推拿相应经筋，纵向推擦1~2分钟。

（6）足踝部推拿手法同足太阴经手法。

（7）点按涌泉穴、然谷穴，横向推拿、弹拨足弓经筋，纵向推擦1~2分钟，然后按揉小趾腹筋头约10秒。

11. 足少阳经脉与经筋疏通法

用手法循足少阳经疏理经筋、松解筋结、疏导经气。

（1）患者取坐位，双手点按患者眉弓线（攒竹—鱼腰—丝竹空—太阳—耳和髎）、头维、百会各约10秒；然后一手固定患者头部，另一手拿捏枕下线。稍后，循头部少阳经（从前往后）按揉、推擦之，反复3~5遍。若有病态筋结点，侧重舒缓消散之。

（2）一手固定患者头部，另一手沿颈侧逐步往下按揉到颈根部，反复3~5遍。行肩井疏理法2~5分钟。若有病态经筋结点，侧重弹拨、推擦之。

（3）横推患者锁骨上下缘，反复3~5。点按、推揉腋前部及乳房外侧（前锯肌）2~5分钟。点按期门、日月各约10秒，横推侧腹季肋弓2~5分钟。

（4）取侧卧位，按揉、推擦患者腹股沟韧带至髂前上棘，按压、推擦患者骶椎外侧缘（包括八髎穴）经环跳穴到大转子（居髎），操作3~8分钟。手法用指、掌根、鱼际、肘尖均可。

（5）从患者环跳穴至阳陵泉，循大腿外侧足少阳经行螺旋形按揉，反复3~5遍。横向弹拨、拿捏相关经筋，纵向推擦2~5分钟（注意，俯卧位时可与足太阳经筋同时疏理。仰卧位时可与足阳明经同时疏理）。

（6）首先弹拨、推擦患者膝外侧经筋，然后从阳陵泉到足踝前部，循胫骨外侧足少阳经行螺旋形按揉，反复3~5遍。横向弹拨、拿捏相关经筋，纵向推擦2~5分钟。

（7）首先旋转摇动踝关节，舒缓足踝部经筋，然后沿足踝前方经筋，横向切拨、按揉，并且推擦2~5分钟。随后，按揉第4、第5掌趾间骨间肌、足4趾掌趾关节、末端筋头两侧2~3分钟。

12. 足厥阴经脉与经筋疏通法

用手法循足厥阴经疏理经筋、松解筋结、疏导经气。

（1）点按睛明、四白、颧骨外下方筋结点各约10秒。

（2）胸腹部推拿手法同足少阳经手法。

（3）用手指按揉、弹拨患者耻骨联合上缘及会阴穴两旁筋结点1~2分钟；弹拨、推擦腹股沟韧带，按揉、推压髂前上棘内侧2~5分钟。

（4）循患者大腿内侧中间部到膝内侧（曲泉穴）足厥阴经行螺旋形按揉，反复3~5遍。横向弹拨、拿捏相关经筋，纵向推擦2~5分钟。

（5）膝部推拿手法同足太阴经手法。注意：适当屈膝、屈髋做内外旋膝关节运动。

（6）从患者胫骨内髁下（筋结点）循胫骨内侧经三阴交至足内踝前方（筋结点）行螺旋形按揉，反复3~5遍。横向弹拨、推拿相关经筋，纵向推擦2~5分钟。

（7）首先，舒缓踝关节处经筋，然后按揉第1、第2掌趾间骨间肌、足大趾掌趾关节、末端筋头两侧2~3分钟。

（二）督脊疏通法

督脊疏通法亦称督脉、夹脊穴疏理法，包括三指推脊法，大、小鱼际夹棘突推脊法，二指夹脊点按法和横向、纵向拿捏法。

1. 三指推脊法 〔图1-52〕

【动作要领】患者取俯卧位，将中指按压于棘突间，食指、无名指按压于棘突旁，从风府穴至大椎至腰骶部八髎穴，逐节或隔节行点按、推揉手法，反复5~8遍。然后，从下到上捏脊或推擦脊柱。颈部可以点按风府、拿捏风池后，从上到下捏揉项肌。施治过程中，注意查寻脊椎关节紊乱情况后给予整复。

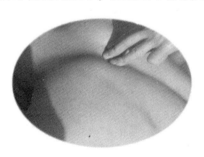

图1-52 三指推脊法

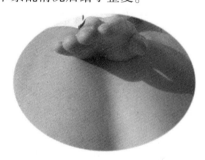

图1-53 大、小鱼际夹棘突推脊法

2. 大、 小鱼际夹棘突推脊法 （ 图 1-53 ）

【动作要领】 患者取俯卧位，将掌根部按压于棘突上，大、小鱼际夹住棘突，按压于棘突外侧旁，从风府穴至大椎至腰骶部八髎穴，逐节行推擦手法，反复 5~8 遍，或以产生温热感为度，2~5 分钟。

注：实证从上往下推，虚证从下往上推。

3. 二指夹脊点按法 （ 图 1-54 ）

【动作要领】 患者取俯卧位，将拇指、食指或食指、中指（直指或屈跪式，用指间关节处）按压于棘突外侧旁，从风府穴至大椎至腰骶部八髎穴，逐节或隔节行点按、推擦手法，反复 5~8 遍。

4. 横向、 纵向拿捏法 （ 图 1-55， 动作要领略 ）

【临床作用】 疏通督脉，提升人体背部阳气，恢复或增强五脏六腑功能，对预防感冒、咳喘、胃肠功能下降、肝郁气滞、脾虚溏泻、消渴尿频、遗精、早泄、腰酸背痛、妇女月经不调、痛经等有明显的治疗作用及保健功能。

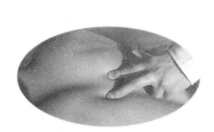
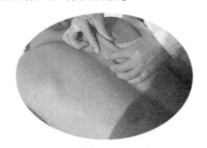

图 1-54　二指夹脊点按法　　　　　图 1-55　横向、纵向拿捏法

另外，笔者还经常配合应用拇指点穴法、肘尖点颤法、大鱼际拨揉法、肘尖滚拨法、前臂滚推法等。

（三）任三焦疏通法

（1）疏理上焦用天突、膻中穴。

（2）疏理中焦用上脘、中脘、下脘、天枢穴。

（3）疏理下焦用气海、关元、中极穴。

【动作要领】 患者取仰卧位，从天突—膻中—三脘—双天枢（神阙）—气海—关元（中极），逐一行点按、推揉手法，每穴约 30 秒。然后从上到下行横向拿捏、纵向推擦手法，以产生温热感为度，操作 2~5 分钟（图 1-56）。

（4）配合手少阳三焦经对手厥阴经（表里经）疏理法，疗效最佳。

【临床作用】 疏理上、中、下三焦气机，促进水道通调，改善五脏六腑功能，消除三焦胀满不适。上焦清咳止喘、消胸胀闷，能宣肺降逆；中焦健运化湿、止腹胀腹泻，改善胃肠功能；下焦通利水道，改善膀胱气化功能。

另外，笔者临床上经常结合应用神阙点穴拨揉法，九宫八卦腹部按摩法。

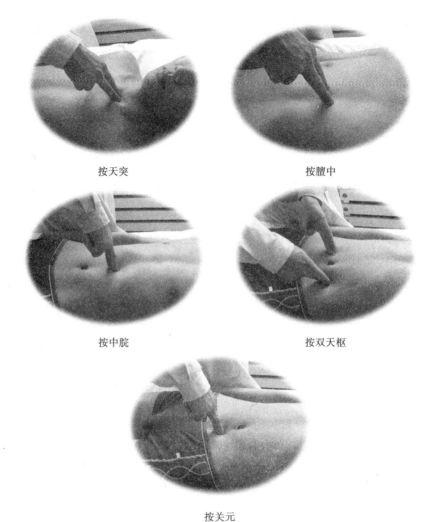

按天突   按膻中

按中脘   按双天枢

按关元

图1-56　任三焦疏通法

（四）宽胸理气疏理法

【**动作要领**】患者取仰卧位或坐位。

（1）医生首先用双手拇指、食指钳式逐一相对点按内外劳宫穴，然后双手拇指、食指相对点按大陵对阳池、内关对外关、间使对支沟、曲泽对天井，各约1分钟（图1-57）。

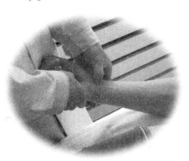 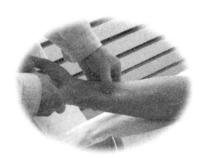

点按大陵对阳池   点按内关对外关

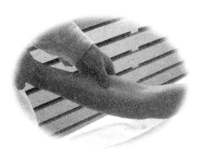
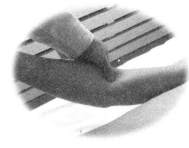

| 点按间使对支沟 | 点按曲泽对天井 |

图 1-57　宽胸理气疏理法

（2）大陵—内关—曲泽穴（双上肢），循线先行螺旋形按揉，然后行推擦手法，反复操作 2~5 分钟，以产生温热感为度。

【临床作用】能宽胸理气、解郁降逆、活血化瘀、温心阳、祛胸痹，调理脾肾运化功能，对冠心病、肺心病导致的胸闷、胸痛、气短及脾胃不和导致的胃脘胀痛、腹胀满痛，疗效极佳。可配合五脏俞及五脏募穴调理法一起应用。

（五）足三阴经疏理法

足三阴经指足太阴经、足少阴经、足厥阴经。

【动作要领】患者取仰卧位，医生用双手拇指、食指逐一相对点按太冲对涌泉、公孙、然谷、照海、三阴交、地机、阴陵泉、曲泉（均双侧），各约 1 分钟。然后，双手拇指相对横推足弓部经筋（从内下方往外上方推或用肘部）并弹拨之，反复 3~5 遍。最后，一手固定足部，另一手按揉、推擦涌泉—公孙—然谷—照海—三阴交—地机—阴陵泉—曲泉穴，反复 5~8 遍，以产生温热感为度（两腿分别做，图 1-58）。

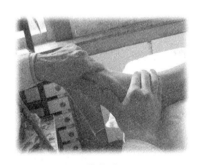
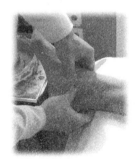

| 推足弓 | 点按公孙、照海 |

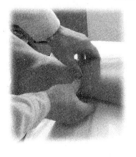
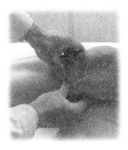
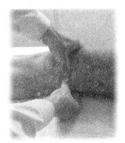

| 点按三阴交 | 点按阴陵泉 | 点按曲泉 |

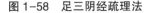

图 1-58　足三阴经疏理法

【临床作用】增强三脏功能，疏肝理气，补肾益脾，利化水湿，固本益肠。对降血脂、降血糖、提高机体免疫力有重要意义。

（六）阴阳跷脉疏理法

【动作要领】患者仰卧位，医生双手拇指、食指逐一相对点按申脉对照海、昆仑对太溪、绝骨对三阴交、阳陵泉对阴陵泉，配合震颤手法各约1分钟。然后双手相对按揉、推擦双下肢内外踝后下方（外侧申脉、昆仑，内侧照海、太溪），并且适当弹拨之；然后向上循经按揉、推擦绝骨—阳陵泉，三阴交—阴陵泉，反复5~8遍，以产生温热感为度（图1-59）。

【临床作用】补益肝、脾、胃，理筋通经、轻健肢体，对下肢酸沉、乏力、行走不灵活有明显疗效。

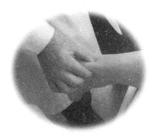 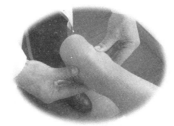 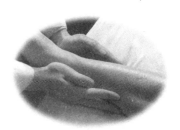

按揉昆仑对太溪　　　　　按揉申脉对照海　　　　　推擦足内、外踝

图1-59　阴阳跷脉疏理法

可配合循双下肢足太阳经行点按、推拿手法，疗效更佳。

（七）五脏俞穴加膈俞穴疏理法

【动作要领】患者取俯卧位。在肺俞、心俞、膈俞、肝俞、脾俞、肾俞6穴位行点按、震颤揉捏手法，各约1分钟。肾俞—脾俞—膈俞—心俞—肺俞，行推擦手法2~5分钟，以产生温热感为度。若为热证，仅行拿捏手法也可以（起痧最好，图1-60）。

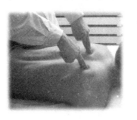 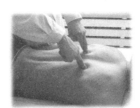 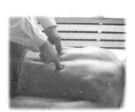

点按肺俞　　　　　　点按心俞　　　　　　点按肝俞

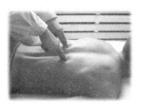 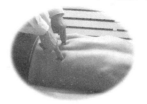

点按膈俞　　　　　　点按肾俞

图1-60　五脏俞穴加膈俞穴疏理法

虚证、寒证以按揉、推擦手法为主，拿捏手法为辅；实证、热证以按揉、拿捏手法为主，推擦手法为辅；瘀证则以按揉、拿捏、推擦手法搭配应用为妙；筋结病灶则以按揉、切拨或弹拨、拿捏、推擦手法搭配应用为佳。

【临床作用】激发经气，加强五脏功能，调理周身气血，疏理背腰部经筋，解表散寒、祛风除湿、松筋散结、消瘀止痛。能宣降肺气、消心宁神、疏肝理气、健脾利湿、补肾助阳、活血通瘀，对提高机体免疫力有重要意义。

（八）五脏募穴加中脘疏理法

【动作要领】患者取仰卧位，点按、推揉中府（肺募穴）—巨阙（心募穴）—期门（肝募穴）—章门（脾募穴）—京门（肾募穴），各约1分钟。然后沿剑突下季肋弓，用双手掌根部或鱼际行推擦手法，反复5~8遍，以热透为度（图1-61）。可酌情配合拿捏手法。应用时点按腑会（胃募）中脘，效果更好。

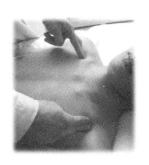
点按中府

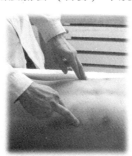
点按期门

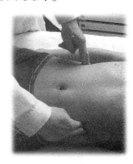
点按章门

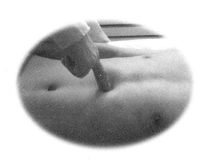
点按巨阙

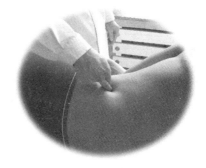
点按京门

图1-61　五脏募穴疏理法

虚证、寒证以按揉、推擦手法为主，拿捏手法为辅；实证、热证以按揉、拿捏手法为主，推擦手法为辅；瘀证则以按揉、拿捏、推擦手法搭配应用为妙；筋结病灶则以按揉、切拨或弹拨、拿捏、推擦手法搭配应用为佳。

【临床作用】同五脏俞穴疏理法，可以联合应用，效果更佳。能清心安神、疏肝解郁、健脾和胃、益肺降逆、补肾固精。

（九）压缺盆、推中府疏理法

【动作要领】点穴按压锁骨上缺盆穴，使肩臂部有麻感为佳，约30秒。然后，横推锁骨下缘经筋，行弹拨、推揉手法，之后按压中府穴，使肩臂部有麻感为佳，操作2~5分钟（图1-62）。

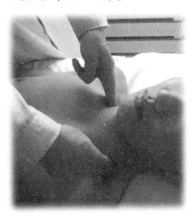
点按缺盆

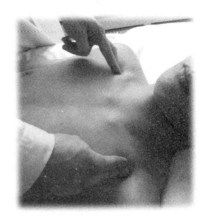
点按中府

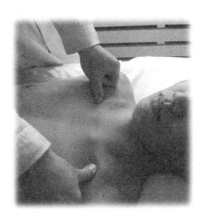
推擦锁骨下经筋

图1-62 压缺盆、推中府疏理法

【临床作用】宽胸理气，舒经活络，解筋散结，调理手足阳明经及手太阴经。对手、臂、肩部疾病（肩凝症、网球肘、弹响指）及胸闷、咳喘、脘腹疼痛等，均有理想疗效。

（十）按鱼际、推合谷疏理法

【动作要领】用一手拇指、食指钳式对按合谷、鱼际穴约1分钟，再用食指按压住鱼际穴，配合点穴、震颤手法。拇指从掌指关节处向虎口底部推按2~5分钟（图1-63）。此手法在调理手阳明经及手太阴经的同时，还刺激了"全息掌骨"。

【临床作用】清热解表，行气止痛，宣肺降逆，对各种疼痛、头面疾病、肺胃疾病，均有理

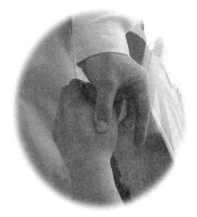
图1-63 按鱼际、推合谷疏理法

想疗效。

（十一）肩井（肩颈部经筋）疏理法

【动作要领】对肩颈部经筋（斜方肌、提肩胛肌、冈上肌），行点穴按揉、拿捏、推擦手法，操作2~5分钟，然后左右旋扳颈椎，整复紊乱关节（图1-64）。

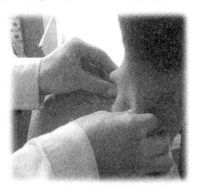
拿捏斜方肌

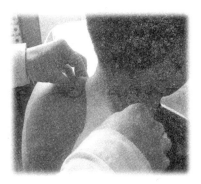
拿捏肩井

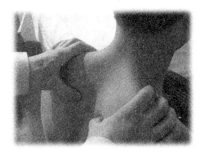
拿捏提肩胛肌

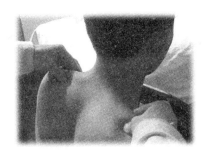
拿捏冈上肌

图1-64 肩井疏理法

【临床作用】活血通络，疏肝理气，解筋散结，调理手三阳经。对肩、颈、背部经筋受病所导致的疼痛，对风痰阻络、肝胃不和所导致的头痛、眩晕、胸闷、心悸等均有理想疗效。

（十二）上肢、下肢同名经疏理法

【动作要领】

（1）如果上肢经脉、经筋部位出现病症时，在用上肢经脉、经筋穴位治疗时，亦可配合应用下肢同名经筋、经脉来施治。施行点按穴位、推擦经筋手法，可使疗效大增（图1-65）。

（2）如果脏腑有病时，应用上、下肢同名经脉、经筋穴位，同时施治，亦可使疗效大增。

注意：治疗内脏疾病及腰背部、胸腹部经筋经脉病症，取经筋、经穴时，重点用肘关节和膝关节以下经筋、经穴，疗效才佳。

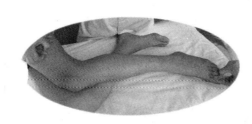
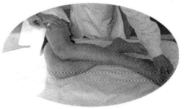

捏揉手足第2指（趾）两侧末端经筋　　　　按揉合谷和内庭

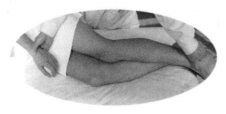
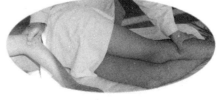

按揉阳溪和解溪　　　　　　　按揉曲池和足三里

图1-65　上肢、下肢同名经疏理法

（十三）阴阳经疏理法（表里经疏理法）

阴阳经皆有表里联系，成对存在。在进行易经筋手法推拿时，可以表里阴阳经同时对应进行。例如，如上所述手厥阴经与手少阳经，同时循两经对应做螺旋形按揉、拿捏、推擦手法。这样，既有利于疏理经筋疾病，又有利于调治经脉所对应的脏腑疾病，使经筋与经气同时得以调理，能起到事半功倍、相得益彰的效果（图1-66）。

（十四）枕下线疏理法

【动作要领】在颈、枕部连接处（风府—天柱—风池—完骨）经筋，行点穴、按揉、拿捏手法，操作2~5分钟。然后，一手卡住风池穴附近，另一手卡住眶上缘（攒竹附近），双手轻轻用力上推5秒，反复3~5次。再左右旋扳、摆动头颈部，约10秒（图1-67）。

【临床作用】祛风清热，通络活血，解筋散结，健脑开窍，祛除头面部的风痹。可治疗各种头痛、眩晕、半身不遂、咽喉肿痛等。

（十五）坐骨神经疏理法

【动作要领】首先，用手指或肘尖点穴、推拨、按压秩边、环跳穴，以产生下肢放射感。然后，按压殷门、委中、承山、飞扬，以产生下肢放射感，每穴按压约5秒，配合点穴震颤手法，反复3~5次。从殷门至飞扬穴经筋横向推拿、纵向推擦之（图1-68）。

【临床作用】行气，活血，止痛，对头、颈、背、腰、腿疾病，均有理想调解功效。

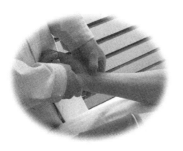

相对按揉大陵和阳池

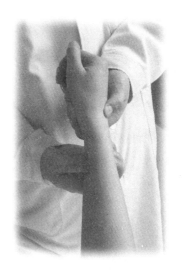

相对按揉内关和外关

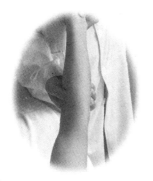

相对按揉手厥阴经和手少阳经

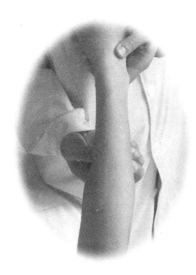

相对按揉郄门和三阳络

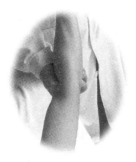

相对按揉曲泽和天井

图1-66　阴阳经疏理法

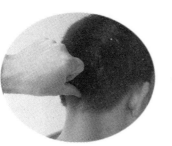

点按风府

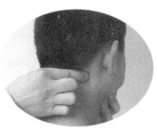

拿捏风池、完骨

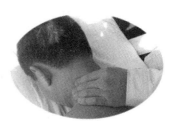

舒缓颈部经筋

图1-67　枕下线疏理法

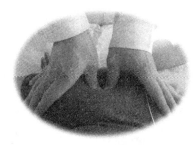
点按秩边

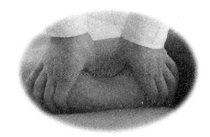
点按殷门

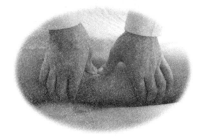
点按委中

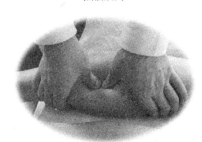
点按承山

图 1-68　坐骨神经疏理法

五、疾病在经筋上的反应点

（一）各种疾病在经脉和经筋上的病态筋结点

在多年的临床实践中，笔者根据恩师的指导，把易经筋推拿疗法的所用穴位做个归纳。这里所指易经筋推拿用穴，多指经筋上用手指点、按、揉时，指下可触摸到结节状或条索状病态筋结物，并且，大多伴有较强的压痛敏感反应。有些在经脉腧穴上，有些只在循行经筋上出现一处或多处病状结节点或条索状筋结物，笔者把它们简称为"筋结点"。下面，把常见疾病在临床上的筋结点做个简单介绍（注：颈、胸、腰、骶椎旁经筋线上的筋结点多见于椎旁 0.5~1.5 寸之间，表 1-1）。

表 1-1　常见疾病推拿取穴（筋结点）

疾病	取穴（筋结点）
慢性支气管炎	中府、膻中、膏肓 胸椎 2~4 旁经筋线上的筋结点（多见于肺俞处）
哮喘	中府、膻中、大椎 胸椎 2~4 旁经筋线上的筋结点（多见于肺俞处）
高血压	肝俞、厥阴俞、涌泉 通顶经筋线上的筋结点（多见于百会处）、颈椎旁经筋线上的筋结点（颈椎 6~7 旁 1 寸有降压穴）
慢性冠状动脉粥样硬化性心脏病	巨阙、郄门 胸椎 5~6 旁经筋线上的筋结点（多见于心俞处）、足弓经筋线上的筋结点

疾病	取穴（筋结点）
胃脘痛	梁丘、内关 三脘（上、中、下）经筋线上的筋结点、胸椎 11~12 旁经筋线上的筋结点（多见于脾俞、胃俞处）
胃溃疡	上脘 胸椎 11~12 旁经筋线上的筋结点、足三里至上巨虚经筋线上的筋结点（此经筋线，笔者自命名"胃肠经筋线"）
十二指肠球部溃疡	右梁门 三脘（上、中、下）经筋线上的筋结点、胸椎 8~11 旁经筋线上的筋结点
慢性腹泻	天枢、脾俞、足三里 肚脐上下 3 寸经筋线上的筋结点、腰骶椎旁经筋线上的筋结点（多见于小肠俞、大肠俞处）
便秘	支沟、大肠俞 天枢上下 2 寸经筋线上的筋结点、肱桡经筋线上的筋结点（温溜至曲池之间）
脂肪肝	中都、期门 胸椎 4~9 旁经筋线上的筋结点、足背第 1、第 2 掌趾间经筋线上的筋结点（太冲与行间之间，笔者自命名"理肝经筋线 1"）
胆道疾病	日月、胆囊穴 胸椎 9~10 旁经筋线上的筋结点
胁肋痛	期门 胸椎 7~10 旁经筋线上的经筋穴、阳陵泉下经筋线上的筋结点
糖尿病	内关、肾俞 胸椎 7~9 旁经筋线上的筋结点（此经筋线，笔者自命名"降糖经筋线 1"）、中脘与左侧 4 寸处经筋（自命名"降糖经筋线 2"）、肚脐上下 3 寸经筋线上的筋结点（此经筋线，笔者自命名"补元经筋线"）、足弓经筋线上的筋结点、胫骨内侧经筋线上的筋结点
老年尿失禁	百会、肾俞、八髎穴 下焦经筋线上的筋结点（气海与曲骨之间）、足内踝后经筋线上的筋结点（太溪与复溜之间经筋线，笔者自命名"补肾经筋线"）
癃闭	中极、阴陵泉、会阴 骶旁经筋线上的筋结点、膝股内侧经筋线上的筋结点（曲泉与足五里之间经筋线，笔者自命名"理肝经筋线 2"）
前列腺炎	肾俞、中极及会阴、三阴交 足内踝后经筋线上的筋结点（太溪与复溜之间经筋线，笔者自命名"补肾经筋线"）
慢性肾炎	肾俞、水分、三阴交 脐周筋结点、足内踝后经筋线上的筋结点
遗精、阳痿、早泄	关元、肾俞、八髎 足内踝后经筋线上的筋结点、通顶经筋线上的筋结点（多见于百会处）

承门
中医
推拿
宝典

疾病	取穴（筋结点）
小儿遗尿	肾俞、中极、膀胱俞 足内踝后经筋线上的筋结点
小儿疝气	脐下筋结点、小肠俞、关元俞 足背第1、第2掌趾间经筋线上的筋结点、膝内侧筋结点（曲泉）
阑尾炎	阑尾穴、水分 天枢上下2寸经筋线上的筋结点（此经筋线，自命名"通腹经筋线"）、腰椎4、5旁筋结点
痔疮	大肠俞、承山、孔最 骶旁经筋线上的筋结点、龈交上结节
脱肛	大肠俞、百会、天枢 骶旁经筋线上的筋结点、足弓经筋线上的筋结点
月经不调	三阴交、中都、地机 足内踝后经筋线上的筋结点、足弓经筋线上的筋结点
痛经	关元、八髎、三阴交 足内踝后经筋线上的筋结点、足弓经筋线上的筋结点
乳腺炎	乳根、天宗、肩井 足背第1、第2掌趾间经筋线上的筋结点
乳腺增生	乳癖穴、肩井、中府、至阳 胸椎7~9旁经筋线上的筋结点、足背第1、第2掌趾间经筋线上的筋结点
妇科盆腔炎	八髎、三阴交 下焦经筋线上的筋结点（气海与曲骨之间）、足内踝后经筋线上的筋结点（太溪与复溜之间经筋线，笔者自命名"补肾经筋线"）
咽喉、扁桃体炎	鱼际、列缺、肺俞 颈椎旁经筋线上的筋结点（C5、C6旁）、足内踝后经筋线上的筋结点（太溪与复溜之间）
甲状腺囊肿、结节	病灶穴、大杼 颈椎旁经筋线上的筋结点（C4、C5旁）、三脘经筋线上的筋结点、足背第1、第2掌趾间经筋线上的筋结点、胫骨外侧（足三里至上巨虚之间）经筋线上的筋结点
荨麻疹、皮肤瘙痒、湿疹	血海、曲池、脾俞 胸椎1~3旁经筋线上的筋结点（多见于风门、肺俞附近）、胸椎6~8旁经筋线上的筋结点（多见于膈俞附近）、肚脐上下3寸经筋线上的筋结点
血栓性脉管炎	病灶筋结点、心俞、膈俞、脾俞 肚脐上下3寸经筋线上的筋结点、足背第1、第2掌趾间经筋线上的筋结点、足弓经筋线上的筋结点
贫血	膈俞、心俞、足三里 足弓经筋线上的筋结点、胸椎9~11经筋线上的筋结点

疾病	取穴（筋结点）
神经血管性头痛	病灶筋结点、风池 颈椎旁经筋线上的筋结点（C2、C3 处多见）、胸椎 9~10 旁经筋线上的筋结点、足背第 1、第 2 及第 4、第 5 掌趾间经筋线上的筋结点
神经性呕吐	上脘、胃俞、膈俞、内关 足弓经筋线上的筋结点
耳鸣、耳聋	听宫、翳风、厥阴俞、百会 上肢前臂外侧经筋线上的筋结点（阳池至三阳络之间经筋线，自命名"三焦经筋线"）、足背第 1、第 2 和第 4、第 5 掌趾间经筋线上的筋结点
癫痫	厥阴俞、肝俞、膻中 三脘经筋线上的筋结点、足背第 1、第 2 掌趾间经筋线上的筋结点、后溪经筋线上的筋结点
癔病	心俞、膻中、百会 三脘经筋线上的筋结点、足背第 1、第 2 掌趾间经筋线上的筋结点、前臂内侧正中（大陵至郄门）经筋线上的筋结点
失眠	心俞、膻中 颈椎旁经筋线上的筋结点、通顶经筋线上的筋结点、催眠经筋线（神门至灵道之间）上的筋结点
肌肉抽筋	胃俞、阳陵泉 三脘经筋线上的筋结点、足弓经筋线上的筋结点
面瘫	牵正穴、肝俞 枕下经筋线（风池至翳风处）上的筋结点
中风偏瘫	健侧颞部病灶筋结点、脾俞、肾俞、大杼 上肢前臂肱桡肌经筋线上的筋结点、下肢胫骨外侧（足三里至上巨虚）经筋线上的筋结点、通顶经筋线上的筋结点、手足五（指）趾间经筋线上的筋结点、足内外踝下后经筋线上的筋结点
胸腔痛	膻中、肺俞 前臂内侧正中经筋线上的筋结点、足弓经筋线上的筋结点
胸胁痛	病灶筋结点、郄门 胸椎 3~7 旁经筋线上的筋结点
上肢痹证	病灶筋结点、外关、秉风 肩井及肩髃处筋结点，天宗、肩贞和膏肓处筋结点
下肢痹证	病灶筋结点、阳陵泉、腰眼 秩边及环跳处筋结点
腰椎间盘突出症	胆俞、病灶筋结点、秩边、环跳 风市和阳陵泉处筋结点（足少阳经），膝腘窝和承山处筋结点（足太阳经），足外踝后经筋线上的筋结点，足五趾间经筋线上的筋结点

疾病	取穴（筋结点）
肩背痛	天宗、肩井 秉风处筋结点、胸椎旁经筋线上的筋结点
鼻炎、副鼻窦炎	迎香、肺俞 颈椎旁经筋线上的筋结点（多见于 C5、C6 旁）、通顶经筋线上的筋结点（多见于神庭、上星处）
落枕	病灶筋结点、落枕穴 颈椎旁经筋线上的筋结点（多见于 C5、C6 旁）
口腔溃疡	风池、肾俞、肝俞
中耳炎	耳周病灶筋结点、风池 颈椎旁经筋线上的筋结点（多见于 C2、C3 旁）、手足背第 1、第 2 指（趾）间筋结点
视神经萎缩	风池、肾俞、肝俞 阳陵泉至绝骨经筋线上的筋结点、颈椎旁经筋线上的筋结点、足背第 1、第 2 掌趾间经筋线上的筋结点
踝关节扭伤	病灶筋结点、阳池（外踝扭伤）、大陵（内踝扭伤） 阳陵泉至绝骨经筋线上的筋结点（外踝扭伤）、阴陵泉至三阴交经筋线上的筋结点（内踝扭伤）
足跟痛	病灶筋结点、风池、大陵 腓肠经筋线上的筋结点、足内外踝后经筋线上的筋结点
眼疾	风池、肝俞 颈椎旁经筋线上的筋结点（多见于 C3、C4 旁）、眉弓经筋穴、足背第 1、第 2 掌趾间经筋线上的筋结点
颈椎病	病灶筋结点、肩井、列缺 足外踝后经筋线上的筋结点
弹响指	病灶筋结点、手三里、中府 胸椎 3~7 旁经筋线上的筋结点、足弓经筋线上的筋结点（多见于公孙处）
肋软骨炎	病灶筋结点、郄门、阳陵泉 胸椎 3~7 旁经筋线上的筋结点、足背第 1、第 2 掌趾间经筋线上的筋结点
骶髂关节炎	病灶筋结点、大杼、阳陵泉 膝腘窝和承山附近筋结点、足外踝后经筋线上的筋结点
肱骨内、外上髁炎	病灶筋结点、中府、天宗 循病灶上、下经筋线上的筋结点
腰肌劳损	膈俞、肾俞、大肠俞 膝腘窝和承山附近筋结点、足外踝后经筋线上的筋结点
肩周炎	病灶筋结点（肩前、肩峰下、肩后）、手三里 颈椎旁经筋线上的筋结点、下肢胫骨外侧阳陵泉至悬钟之间经筋线上的经筋穴

承门中医推拿宝典

（二）颈椎、胸椎、腰骶椎错位及附近经筋病变对应疾病表（表1-2）

表1-2　脊椎错位及附近经筋病变对应疾病表

脊椎	疾病
颈椎 C1 棘突偏移及突旁经筋病变	失眠、脱发、癫痫
颈椎 C2 棘突偏移及突旁经筋病变	头痛
颈椎 C3 棘突偏移及突旁经筋病变	口腔溃疡、耳疾
颈椎 C4 棘突偏移及突旁经筋病变	远视、近视、散光、结膜炎、甲亢
颈椎 C5 棘突偏移及突旁经筋病变	咽喉痛、失音
颈椎 C6 棘突偏移及突旁经筋病变	鼻炎、高低血压
颈椎 C7 棘突偏移及突旁经筋病变	咳喘病、上肢疼痛及麻痹
胸椎 T1 棘突偏移及突旁经筋病变	全身关节痛、肢体麻木、肩脊痛
胸椎 T2 棘突偏移及突旁经筋病变	发热、感冒、全身酸痛
胸椎 T3 棘突偏移及突旁经筋病变	咳喘病（对应手太阴经）
胸椎 T4 棘突偏移及突旁经筋病变	咳喘病、失眠、胸闷痛（对应手厥阴经）
胸椎 T5 棘突偏移及突旁经筋病变	心脏病、失眠、精神病（对应手少阴经）
胸椎 T6 棘突偏移及突旁经筋病变	皮肤病、脱发、呃逆
胸椎 T7 棘突偏移及突旁经筋病变	皮肤病、血液病、呃逆
胸椎 T8 棘突偏移及突旁经筋病变	皮肤病、胰腺病、糖尿病、食道病
胸椎 T9 棘突偏移及突旁经筋病变	肝胆病、胸胁痛、眼病（对应足厥阴经）
胸椎 T10 棘突偏移及突旁经筋病变	肝胆病、失眠（对应足少阳经）
胸椎 T11 棘突偏移及突旁经筋病变	脾胃病、消化不良（对应足太阴经）
胸椎 T12 棘突偏移及突旁经筋病变	脾胃病、消化不良（对应足阳明经）
腰椎 L1 棘突偏移及突旁经筋病变	水肿、二便不利（对应手少阳经）
腰椎 L2 棘突偏移及突旁经筋病变	肾病、前阴病（对应足少阴经）
腰椎 L3 棘突偏移及突旁经筋病变	妇科病
腰椎 L4 棘突偏移及突旁经筋病变	大肠病、阑尾炎、下肢瘫痪或疼痛（手阳明经）
腰椎 L5 棘突偏移及突旁经筋病变	肛门病、下肢痛（坐骨神经痛）
骶椎 S 偏移及突旁经筋病变	男科、妇科病、妇人贫血（S1 棘突旁对应手太阳小肠经） 男科、妇科病、坐骨神经痛（S2 棘突旁对应足太阳膀胱经）

注：经筋病变即经筋上出现病态结节状或条索状筋结物（多有敏感压痛反应，大都在脊椎旁0.5~1.5寸经筋线上）。在临床诊治时，如果发现脊椎关节有错位现象，一定要在疏解经筋的同时，整复错位关节。

常见疾病易经筋
推拿疗法

一、胞轮振跳（眼皮跳）

胞轮振跳又称脾轮振跳，俗称眼皮跳。胞轮振跳是指眼睑不能自控地抽搐跳动，临床上颇多见。其发病原因多为心脾血虚，筋肉失养而跳动；或肝虚血少，虚风内动，牵拽眼睑而振跳。患眼上睑或下睑，或上下睑同时跳动，时作时止，时频时疏，常于过度劳累、久用视力及睡眠不足时症状加重。双眼外观常正常。

（1）心脾血虚：眼睑不能自控地振跳，劳累时加重，或兼见心烦失眠，怔忡健忘，食少体倦，舌质淡或淡红，苔薄白，脉细弱。此乃心脾血虚，血不荣筋，筋肉失养而跳动。

（2）血虚生风：眼睑频频振跳，或与面额、口角等相引，不能自控。或兼见眩晕耳鸣，心烦失眠，舌质淡，苔薄白，脉细弱。此乃肝脾气血亏虚，血虚生风，虚风内扰所致。

易经筋推拿疗法

【易筋通经手法】

（1）首先检查患者颈椎第2～第4关节紊乱情况，若有，用手法牵引旋侧扳整复之（参考临床推拿手法的颈椎整复及经筋疏理方法）。

（2）循患者双侧面、头、颈、肩、臂、手部手三阳经，行理筋疏导经气手法施治（参考十二经脉与十二经筋疏通法）。

（3）对患者颈椎附近经筋结节点及条索状物（筋结点）、风池、完骨（均取患侧），行：①点按震颤（激发经气）手法。②按揉理筋（疏筋）手法。③拿捏养筋手法。操作3～5分钟。

（4）可采取下列手法：①推天门：印堂—神庭—上星—百会。②推眉弓：眶上缘—太阳—曲鬓穴。③五脏俞疏理法：肾俞—脾俞—肝俞—心俞—肺俞。

（5）三阴经疏理法：推足弓—照海—三阴交。

【穴位点按手法】

点按双侧太冲、内庭、足三里，各约1分钟。

穴位见图2-1，手法举例见图2-2、图2-3。

【承门绝技】

心门穴点（小海穴下1寸尺骨缘敏感点）：点穴（细频震颤点按）、按揉5～10分钟。取健侧穴位。

二、近视

近视是一种屈光不正的眼病，是指视野、物距较正常人小，视近物则仍可正常或稍差，视远物则模糊不清，外眼检查无异常发现。本病多发生于青少年，多有不

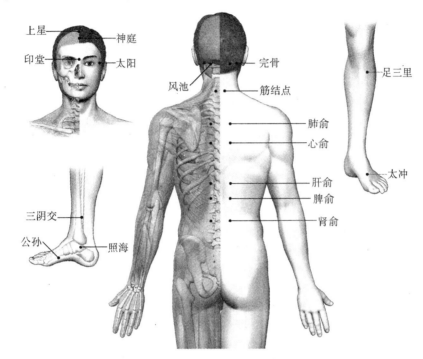

图 2-1　胞轮振跳取穴

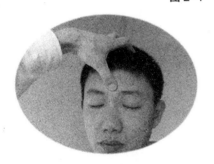

图 2-2　推天门

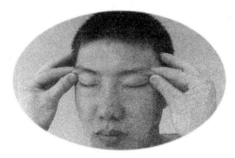

图 2-3　推眉弓

适当使用眼力或有家族史。古称之为"能近怯远"症，多因先天禀赋不足，目失所养而发病。

（1）心阳衰弱：视力下降，能近怯远，心悸气短，自汗，四肢不温，形寒畏冷，舌淡，脉细弱。此因心阳不足，失于主血脉上荣于眼所致。

（2）肝肾不足：视力减弱，远视力差，近视力尚可，头晕目眩，心烦难寐，或见腰疲腿软，耳聋耳鸣，舌红苔薄，脉沉细数。此因肝肾不足，目失所养之故。

易经筋推拿疗法

【易筋通经手法】

（1）首先检查患者颈椎 2、3 节紊乱情况，若有，用斜扳手法整复之（参考临床推拿手法的颈椎整复及经筋疏理方法）。

（2）循患者手足少阳经、足太阳经、足厥阴经，施行理筋疏导经气手法施治（参考十二经脉与十二经筋疏通法）。

（3）颈椎突旁结节点或条索状物（筋结点）、风池（双侧），施行：①点按震颤（激发经气）手法。②按揉理筋（疏筋）手法、切拨分筋手法。③拿捏养筋手法。操作 3~5 分钟。

（4）可采取下列手法：①眶上缘疏理法：睛明—攒竹—鱼腰—丝竹空。②眶下缘疏理法：承泣—瞳子髎—太阳。③五脏俞疏理法：肾俞—脾俞—肝俞—心俞—肺俞。④三阴经疏理法：公孙—照海—三阴交—曲泉。

【穴位点按手法】

点按合谷、神门、翳明（均取双侧），各约 1 分钟。

穴位见图 2-4，手法举例见图 2-5、图 2-6。

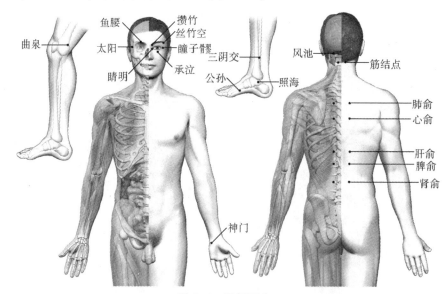

图 2-4　近视取穴

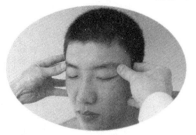

图 2-5　眶上缘疏理法

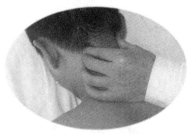

图 2-6　拿风池

【承门绝技】

光明、解溪：点穴（细频震颤点按）、按揉，各 5~10 分钟。均取双侧穴位。

治验

刘某,女,19岁。双目不能远视已6年。眼胀,眼珠易于疲劳,舌质淡红,苔少薄白,脉弦细。经上述疗法20次治疗而愈,随访1年,疗效巩固。

按语：取足太阳经穴睛明、攒竹,因其脉起于目内眦,经筋结于目上纲,按之能疏通脉络,清利头目。五俞穴、三阴疏理法及合谷穴,按之濡养筋脉之气血。足少阳、足厥阴经散于目系,肝经连目系,肝胆经脉相通,取此数穴,疏通经络,气血得调,使目有所养,其病自然而愈。

三、上睑下垂

上睑下垂是指由于上眼睑提肌功能不全或丧失,以致上眼睑不能提起或提起不全,遮盖全部或部分瞳孔而发生视力障碍。患者常皱起前额皮肤,提高眉部,借用前额肌开大睑裂,常抬头仰视。可单侧或双侧发病。

本病中医称上胞下垂、睑废。认为其发病原因为先天禀赋不足,脾肾阳虚;或中气不足,筋肉失养,睑肌无力;或肝虚血少,风邪外袭,客于眼睑,筋肉弛而不收。

(1)先天不足：上眼睑下垂与生俱来,多双眼发病,常伴有小眼球、小睑裂等其他先天异常。此乃先天禀赋不足,睑肌发育不全所致。

(2)中气不足：上眼睑下垂早晨较轻,午后加重,休息后好转,连续瞬目时立刻加重,症状重者眼球转动不灵,复视等。或并有周身乏力,甚则吞咽困难、呼吸困难等症状。此乃素体脾虚气弱,中气下陷,清气不升,睑肌失养而不能上举。

(3)肝虚血少：病发突然,常于睡眠醒后发现上眼睑下垂、眼球转动欠灵活、复视、头晕眼花、步履不稳等症状。舌质暗淡,苔薄白,脉沉细无力。此乃肝虚血少,筋肉失养,突受风邪侵袭,眼部经络血脉阻滞所致。

易经筋推拿疗法

【易筋通经手法】

(1)首先检查患者颈椎2、3、4关节错位情况,若有,行手法颈椎旋转侧扳整复之(参考临床推拿手法的颈椎整复及经筋疏理方法)。

(2)循患者手足阳明经、手少阳经、足三阴经,行理筋疏导经气手法施治(参考十二经脉与十二经筋疏通法)。

(3)查找患者颈椎附近经筋结节点及条索状物(筋结点)、三脘及脐周附近筋结点,施行：①点按(激发经气)手法。②按揉理筋(疏筋)手法、弹拨分筋手法。③拿捏养筋、推擦温筋手法,以产生温热感为度。操作3~5分钟。

(4)可采取下列手法：①推天门：印堂—神庭—上星—百会。②推眉弓：睛明—攒竹—鱼腰—丝竹空—太阳。③五脏俞疏理法：肾俞—脾俞—肝俞—心俞—肺俞。

(5)枕下线疏理法：完骨—风池—天柱—风府,行推拿手法。

【穴位点按手法】

点按内关、公孙，各约 1 分钟。

穴位见图 2-7，手法举例见图 2-8~图 2-10。

【承门绝技】

健侧灵谷穴（合谷穴上方骨叉间敏感点）、中渚穴、患侧足临泣：点穴（细频震颤点按）、按揉，各 5~10 分钟。

治验

姜某，男，35 岁，公司职员。双目上眼睑下垂半年余，睁眼无力，头晕，乏力。检查：双侧上眼睑下垂，面色萎黄，形寒肢冷，脉细软，舌淡苔薄。诊断：眼睑下垂。依上述疗法施治，每日 1 次，治疗 10 次痊愈。

按语：本病属中医"上胞下垂"范畴，命门火衰，脾阳不足型（眼睑属脾，脾虚则肌萎不用），治则为补肾温脾。疏通头面颈部经筋，整复颈椎，通调面额部气血；疏理足三阴经筋，补益脾肾经气，调补肝肾，兼顾驱散寒邪，终获痊愈。

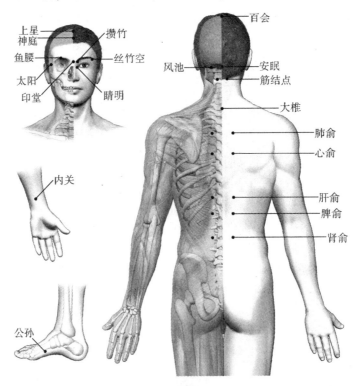

图 2-7 上睑下垂取穴

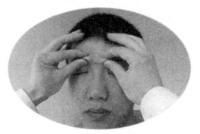

图 2-8 推眉弓

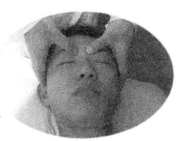
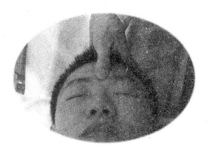

图 2-9　按攒竹　　　　　　　　　图 2-10　按印堂

四、耳聋、耳鸣

耳聋是指听力减退或完全丧失，听声音发生困难；耳鸣是指耳内自觉有异常声响，蝉噪有声。两者均为听觉异常的表现。耳朵疾患、颅神经病变或外伤等都有可能出现耳聋、耳鸣。中医认为，少阳经气闭阻或肾气虚弱是其主要病因。

（1）风邪外袭：耳聋耳鸣，耳内如塞，痛恶风，或有寒热，苔薄脉浮。多因风邪阻遏少阳经气所致。

（2）肝胆火盛：耳聋耳鸣，口苦咽干，头痛目赤，烦躁易怒，舌红脉弦。多因肝胆风火上逆，少阳经气闭阻不通而发病。

（3）痰火郁结：耳聋耳鸣，痰多胸闷，苔黄腻，脉弦滑。多因痰热郁结，壅遏清窍所致。

（4）心肾虚弱：耳聋耳鸣，入夜尤甚，头晕目眩，腰疲腿软，心悸不寐，脉细无力。多因心肾不足，精气不能上达于耳所致。

易经筋推拿疗法

【易筋通经手法】

（1）首先检查患者颈椎 4、5、6 节紊乱情况，若有，用牵引旋转侧扳手法整复之（紊乱位置多在颈椎 3~6 节）。

（2）循面、头、颈、肩、臂、手部手三阳经、手厥阴经，行理筋疏导经气手法施治。

（3）寻找颈椎棘突旁结节点或条索状物（筋结点）、风池、完骨（双侧），施行：①点按（激发经气）手法。②按揉理筋（疏筋）手法、切拨分筋手法。③拿捏养筋手法。操作 3~5 分钟。

（4）五脏俞疏理法：肾俞—脾俞—肝俞—心俞—肺俞。三阴经疏理法：公孙—照海—三阴交—曲泉。耳周八穴疏理法。

【穴位点按手法】

（1）乳突部反复食指敲击 9 次，然后捏鼻闭口深吸气鼓耳 9 次，再用手掌擦乳突部 9 次。

（2）点按百会、四神聪、足临泣、丘墟，各约 1 分钟。

穴位见图 2-11，手法举例见图 2-12、图 2-13。

【承门绝技】

灵谷、中渚：点穴（细频震颤点按）、按揉，各 5~10 分钟。均取双侧穴位。

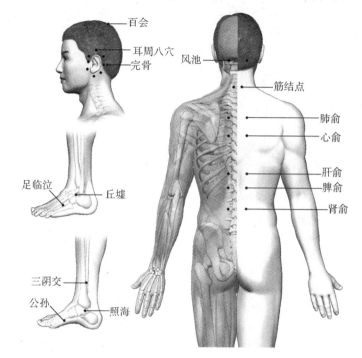

图 2-11　耳聋、耳鸣取穴

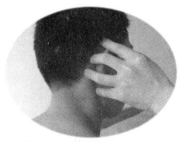

图 2-12　耳周八穴疏理法

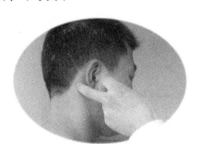

图 2-13　按完骨

五、面瘫

　　面瘫又叫"歪嘴巴"，表现为口眼㖞斜或面神经麻痹，亦可称为面神经炎。有周围性和中枢性之别，这里仅谈周围性面瘫。周围性面瘫是指原因不明、急性发病的单侧周围性面神经麻痹，属常见病。从中医学的角度认识，面瘫的病因多为外感风寒之邪上扰头面空窍，引发颈后上方的疼痛、紧张，以致筋脉失养，风痰阻塞头面而发病。

　　任何年龄均可发病，男性略多，发病前多有疲劳后乘车开窗、窗下入睡等受凉史。病初可有耳后或乳突区的疼痛、紧张，1~2 日出现面部表情肌的瘫痪，3~4 日达高峰。患者在洗漱、照镜子时发现面肌不适，或是进食时食物滞留颊齿之间，自查可见口角㖞斜而就诊。表现为一侧的面部表情肌瘫痪，额纹减少或消失、不能皱额蹙眉、眼裂不能闭合或闭合不全。鼻唇沟变浅、口角下垂，露齿时口角歪向健侧；因口轮匝肌瘫痪，鼓气或吹口哨时漏气；又因为颊肌瘫痪，食物易滞留于病侧的齿颊之间。

查其头颈的后部，多有乳突、颈椎 2 横突部的水肿和压痛等，其颈椎上段的偏歪亦较为明显。

易经筋推拿疗法

【易筋通经手法】

（1）首先检查患者颈椎 1~4 的错位情况，若有，用颈椎旋转侧扳手法整复之（参考临床推拿手法的颈椎整复及经筋理理方法）。

（2）循患者双侧手阳明经、少阳经，行理筋疏导经气手法（参考十二经脉与十二经筋疏通法），健、患侧同时做。

（3）寻找患侧耳周附近筋结点（面部不适点）、太阳穴，施行：①点按（激发经气）手法。②按揉理筋（疏筋）手法。③推擦养筋（温筋）手法，以产生温热感为度。操作 3~5 分钟。

（4）推天门：印堂—神庭—百会及推眶上下缘。

（5）枕下线疏理法。

【穴位点按手法】

点按健侧肩井、合谷、足三里，各约 1 分钟。

穴位见图 2-14，手法举例见图 2-15~图 2-17。

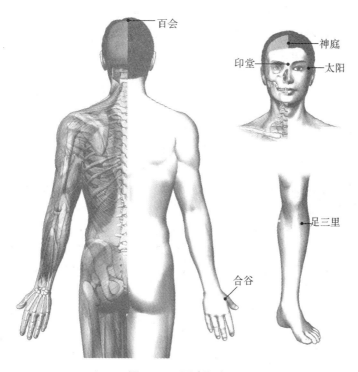

图 2-14　面瘫取穴

【承门绝技】

患侧后溪、健侧灵谷、阳陵泉（腓骨前敏感点）：点穴（细频震颤点按）、按揉，各 5~10 分钟。

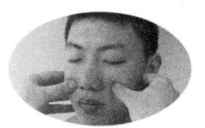

图 2-15 按筋结点

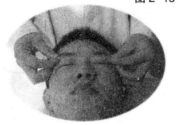

图 2-16 推眶上下缘

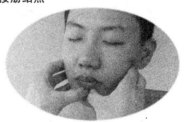

图 2-17 按面部不适点

治验

岳某，男，25 岁，工人，2007 年 6 月 18 日就诊。左侧面部麻木，左目不能闭合伴鼓腮不能 3 天。3 天前自觉汗后受风邪而出现本症，喝水左口角漏水。张口无力，不发热，无头痛，全身状态良好，食睡尚可，大小便正常。查体：神清，面色正常，闭目左眼漏白睛，左侧额纹消失，左侧鼻唇沟变浅，左侧口角略下垂，舌淡红少苔，舌体偏右，语声低，语言正常，脉沉缓。诊断：面瘫。依上述疗法施治 9 次而愈。

按语：本病属中医"中风"范畴，风寒袭络型。治则为通经解筋，活络祛风。疏通相关经筋，整复颈椎，以达通经活络，醒脑安神作用，疏通气血之功。配以推天门、推合谷及太阳穴，有通调局部经络气血之效。故上述方法合用，可获良效。

六、三叉神经痛

三叉神经为混合性神经，主要为感觉神经纤维，自半月神经节分出以下 3 大支：①眶上神经。②眶下神经。③下颌神经。三叉神经痛即指面部三叉神经分布区内有反复发作的阵发性剧痛。

临床上病人多以突发性的剧痛为特征，常无明显预兆，痛时有的呈针刺样、电灼样、刀割样或撕裂样的剧烈跳痛，严重者常伴有面部肌肉的反射性抽搐，甚至口角歪向一侧。早期突发骤停，是本病的特点之一。以后疼痛发作愈增愈烈，间歇期也愈缩愈短。病程可呈周期性发作，常在春季或冬季发病，发病后可持续数年。

疼痛多为一侧性，少数可为两侧性，以第 2 支（眶下神经）疼痛为多见，第 3

支（下颌神经）次之，第 1 支（眶上神经）最少见。疼痛时有特别的敏感区，稍加触动即可引发，以口唇周围、牙齿、牙龈、颊部等处较为常见。

体格检查发现三叉神经痛病人一般都患有颈椎病，颈椎 2～4 椎体错位，棘突偏歪，椎旁压痛，并呈结节状或条索状改变。X 线片可能见到椎体移位和颈椎曲度的改变（早期难以发现）。三叉神经支配的第一区域有明显的筋结点。根据以上所见，即可确诊。

易经筋推拿疗法

【易筋通经手法】

（1）首先检查患者颈椎 2～4 关节错位情况，若有，行颈椎旋转侧扳手法整复之（参考临床推拿手法的颈椎整复及经筋疏理法）。

（2）患者取坐位，循手三阳经，行理筋疏导经气手法施治（参考十二经脉与十二经筋疏通法）。

（3）查找患者颈椎棘突附近经筋结点及条索状物（筋结点），施行：①点按（激发经气）手法。②按揉理筋（疏筋）手法、弹拨分筋手法。③拿捏养筋、推擦温筋手法，以产生温热感为度。操作 3～5 分钟。

（4）枕下线疏理法：完骨—风池—天柱—风府。

【穴位点按手法】

（1）第 1 支疼痛：点按鱼腰穴 10 分钟，以局部有胀痛或电麻样感为准，配合推合谷、按揉至阴、睛明、攒竹穴。

（2）第 2 支疼痛：点按四白穴 10 分钟，以局部有胀痛或电麻样感为准，配合推合谷、按揉内庭、巨髎穴。

（3）第 3 支疼痛：点按夹承浆 10 分钟，以局部有胀痛或电麻样感为准，配合推合谷、按揉太阳、下关穴。

点按刺激上述诸穴，可获得非常满意的疗效。

穴位见图 2-18，手法举例见图 2-19～图 2-21。

【承门绝技】

患侧后溪、健侧灵谷穴、灵冲穴（太冲穴上方骨叉间敏感点）：点穴（细频震颤点按）、按揉，各 5～10 分钟。

治验

宋某，男，63 岁，自述面痛 1 年余。患者面痛呈阵发性，发作时痛如刀割，有烧灼感，痛势以左侧面部三叉神经第 2 支分布区及第 3 支分布区为甚，疼痛一般持续 5～10 分钟。诊断：三叉神经痛。

患者请求推拿加针刺治疗。遂对症采用上述治疗手法施治。按 7 次疼痛消失，为巩固疗效，又按 5 次停止治疗。2 个月后，疼痛复又发作。遂改用针刺治疗 3 次，痛止，停针后随访 1 年无复发。

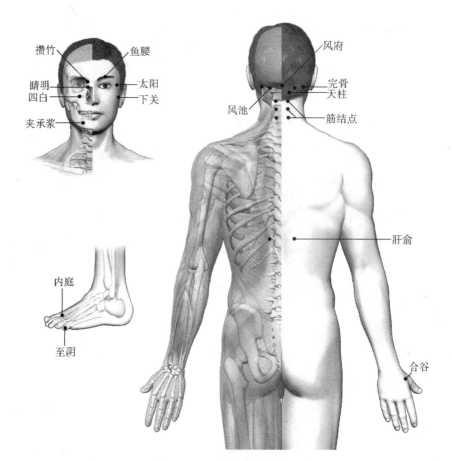

图 2-18　三叉神经痛取穴

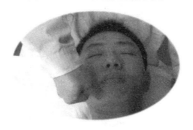

图 2-19　按夹承浆穴

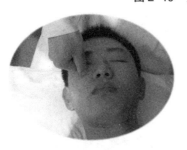

图 2-20　按四白穴

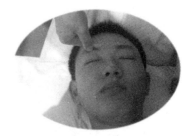

图 2-21　按鱼腰穴

【针刺处方】

第 1 支痛：取鱼腰。操作：从鱼腰斜向下方刺入 0.3~0.5 寸，待局部有胀痛或触电样针感时，轻轻提插 3~5 次后留针 30 分钟。

第 2 支痛：取四白。操作：从四白斜向上方约 45° 角刺入 0.5 寸左右，待有触电样针感传至上唇或上牙等处时，提插 3~5 次后留针 30 分钟。

第 3 支痛或第 2、3 支同时痛。操作：取下关，可配夹承浆。从患侧下关刺入 1.5 寸左右，待有触电样针感至舌或下颌等处时，提插 3~5 次后留针 30 分钟。针刺下关疗效欠佳时，配用夹承浆。从患侧口角直下约 1 寸处（夹承浆）向前横约 30°角刺入 0.3~0.5 寸，待胀痛或触电样针感传至下唇时，轻轻提插 3~5 次后留针 30 分钟，每日或隔日针刺 1 次，5 次为 1 个疗程，疗程间休息 3 天。可用电针刺激，免用手提插。

按语：本病属中医"面痛"范畴，风热夹痰，阻滞经络型。治则为疏风散热，涤痰通络。本方强调首先整复颈椎，以便解除对面部三叉神经的压迫，配合相关经筋疏理，疏通患部经气，以达到"通则不痛"的目的。应用鱼腰、四白、夹承浆、下关穴直接刺激三叉神经，以出现电麻感为妙，达到"气至病所"之目的，则疗效最佳。

七、慢性鼻炎

慢性鼻炎是指经常出现鼻塞、流涕、嗅觉减退为主要症状的一种慢性鼻部疾患。鼻塞或左或右交替出现，或呈持续性，鼻内分泌物增多，也有鼻部干燥而疼痛者，嗅觉常常有不同程度的减退。鼻检时可发现鼻黏膜呈弥漫性充血，鼻甲肿胀，鼻腔有分泌物积聚，对血管收缩剂敏感（单纯性鼻炎）；或见鼻黏膜呈暗红色肥大肿胀而硬，对血管收缩剂不敏感，鼻塞较重，分泌物多（肥大性鼻炎）；或鼻腔干燥，附有黄绿色痂皮（萎缩性鼻炎）。本病属中医"鼻渊"范畴，又名"脑渗""脑漏"，多因肺经受邪所致。

（1）肺虚寒凝　鼻塞流涕，常在冷天加重，气短懒言，自汗，面色㿠白，四肢不温，舌淡苔白，脉细。多因肺气不足，风寒袭肺所致。

（2）肺阴不足　鼻塞干燥，干咳无痰，咽喉干痒，舌红少苔，脉细数。多因感受风热或寒邪，蕴而化热，灼伤肺津所致。

易经筋推拿疗法

【易筋通经手法】

（1）首先检查患者颈椎 3~5 节紊乱情况，若有，行双手颈部牵引旋转侧扳整复法。

（2）循患侧面、颈、肩、臂、手部手阳明经、太阴经，行理筋疏导经气手法施治（参考十二经脉与十二经筋疏通法）。

（3）在患者颈椎棘突旁及胸椎 4、5 棘突旁寻找经筋结点或条索状物（筋结点）、鼻两侧经筋结点、风池（双侧），施行：①点按（激发经气）手法。②按揉理筋（疏筋）手法、切拨分筋手法。③拿捏养筋、推擦温筋手法，以产生温热感为度。操作 3~5 分钟。

（4）推天门：印堂—神庭—上星—百会。

背部督脉、夹脊穴及足太阳经疏理法：至阳--身柱—大椎，大杼—风门—肺俞。

（5）按揉口腔上腭鼻骨结合处（筋结点）、鼻通、迎香消散之。

【穴位点按手法】

若属肺阴不足，点按照海、太溪，侧重点按列缺；若属肺气不足，点按合谷、中府。

穴位见图2-22，手法举例见图2-23~图2-25。

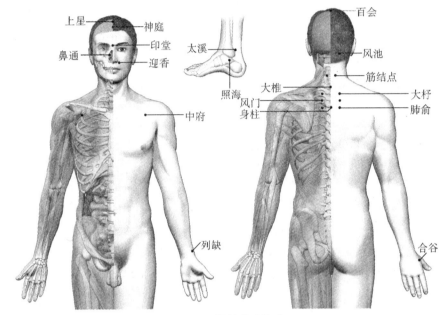

图2-22 慢性鼻炎取穴

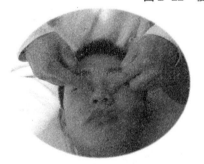

图2-23 按鼻通

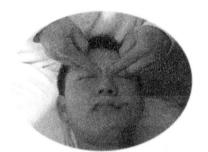

图2-24 按鼻两侧

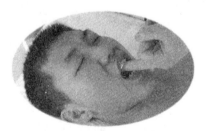

图2-25 按口腔上腭骨

【承门绝技】

鼻炎穴（手背第 3、第 4 掌骨叉骨间敏感点）、陷谷穴：点穴（细频震颤点按）、按揉，各 5~10 分钟。均取双侧穴位。

治验

恭某，男，30 岁，干部。经常鼻塞 4 年，尤以左侧鼻孔为甚，不时流出黏稠鼻涕，每日早晨或气候骤寒时喷嚏频作，鼻黏膜呈肿胀红褐色，嗅觉减退。属肺气失宣，寒邪上扰，壅于鼻窍所致。诊断：慢性鼻炎。

经上述疗法施治 3 日后，晨间喷嚏大减，鼻黏膜肿胀及红褐色渐退。6 次后黏性分泌液减少，左侧鼻腔亦觉通气，近日虽遇气候骤变寒冷，亦无喷嚏。治疗 11 次后，两侧鼻腔通气及嗅觉恢复正常，诸症悉除。

按语：本病属中医"鼻窒"范畴，邪滞鼻窍型，治则为祛风开窍。鼻部神经来源于颈椎内，颈椎错位必将影响到鼻，所以先整复颈椎非常有意义。疏理相关经筋，以达疏通经络，宣肺降逆，疏风利窍。鼻两侧经筋结点多在（治疗鼻塞之要穴）上迎香附近（位于鼻骨下凹陷中，鼻唇沟上端尽头处），按之可立即喷嚏止，鼻塞顿通。

八、梅核气

梅核气即咽感觉异常，是耳鼻喉科门诊常见疾病，患者咽喉部有异物样梗阻感觉，而客观检查未见器质性病变。患者大部分为中年人，以女性较多。因有咽喉部异物样梗阻感觉，怀疑肿瘤来就医者较多。但某些癌症的早期，如食管上段癌，环状软骨后癌等，可有咽喉部异物感，如果对其缺乏警惕性容易误诊，因此，咽喉梗阻感的病人，不做详细检查就诊断为梅核气是不妥当的。西医对本病的命名有癔球、咽喉部阻塞感、咽球综合征、咽神经症、癔球综合征等。

梅核气的致病因素很多。多数患者以精神因素为主，如情绪波动及长期过度紧张、疲劳、精神疑惧等。此外，有些因素容易被发现，如细菌、寄生虫等生物因素，冷、热、电流、气压等物理因素和机械损伤及化学因素等。有时精神因素与各种器质性疾病同时存在，构成复杂的病因。

中医认为，情志所伤，肝失调达，肝气郁结，循经上逆，结于咽喉；或因肝病乘脾，以致肝郁脾滞，运化失司，津液不得输布，积聚成痰，痰气互结于咽喉而发病。

主证：患者自觉咽喉中有异物感觉，如有物梗，咯之不出，没有疼痛，不碍饮食。其症状每随情志之波动而变化，时轻时重。检查咽喉并无异常，或虽有变异，亦甚轻微。全身症状，患者每见精神抑郁，多疑多虑，胸胁胀满，或见纳呆，困倦，消瘦，便溏，妇女常见月经不调。

易经筋推拿疗法

【易筋通经手法】

（1）首先检查患者颈、胸椎关节紊乱情况，若有，用颈、胸椎侧扳手法整复之（参考临床推拿手法的颈、胸椎整复及经筋疏理方法）。

（2）患者取坐位，循手、足厥阴经、足太阴经，行理筋疏导经气手法施治（参考十二经脉与十二经筋疏通法）。

（3）在患者颈椎5~7及胸椎9、10附近寻找经筋结节点或条索状物（筋结点）、风池、百劳（双侧），施行：①点按（激发经气）手法。②按揉理筋（疏筋）手法、切拨分筋手法。③拿捏养筋手法。操作3~5分钟。

（4）五脏俞疏理法：肾俞—脾俞—肝俞—心俞—肺俞（注意寻找筋结点）。

任三焦疏理法：天突—膻中—巨阙—中脘—神阙—关元（注意中脘附近筋结点）。

五脏募疏理法：中府—巨阙—期门—章门—京门（注意寻找筋结点）。

（5）枕下线加廉泉穴疏理法。

【穴位点按手法】

点按合谷配列缺、太冲对涌泉、百会，各约1分钟。

穴位见图2-26，手法举例见图2-27、图2-28。

【承门绝技】

梅核穴（手掌劳宫附近敏感点）、太冲：点穴（细频震颤点按）、按揉，各5~10分钟。均取双侧穴位。

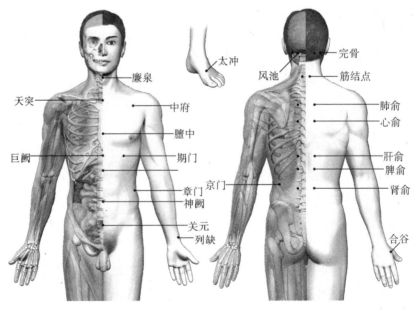

图2-26　梅核气取穴

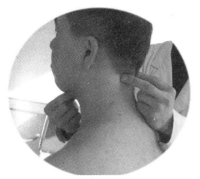
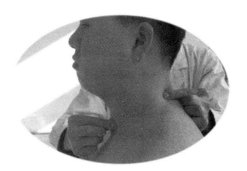

图 2-27　枕下线加廉泉疏理法　　　　　图 2-28　按百劳，捏天突

九、头痛

头痛是一种最常见、最普通的自身感觉症状，引起头痛的原因多种多样，但不管何种原因（外伤、手术除外），均与颈椎错位有关。

头痛病人多有颈部不适感（酸、麻、胀、痛、沉、紧等）、颈椎及小关节移位、颈椎旁有筋结点，久病者可触及条索状或硬结状反应物。疼痛一般位于后枕部，常向同侧前额或眼部扩散。疼痛的性质大多为牵拉痛，有时为钝痛或刺痛，常伴有头昏、眩晕，走路步态不稳，耳鸣、听力下降、视力减退等，严重者还可伴有同侧上肢疼痛或麻木。

X 线检查可见颈椎变直，生理弯曲消失，椎体前移，不对称，齿状突不居中，椎间隙变窄，骨质增生等改变。早期错位，X 线检查不一定能发现，触摸即可做到早发现、早诊断、早预防、早治疗。

脑血流图检查可能提示血管紧张度增高（病久则降低），血流量左右不对称，还可能发现异常波形改变。

易经筋推拿疗法

【易筋通经手法】

（1）取坐位，首先检查患者颈椎关节（尤其颈椎 2、3 节）错位情况，若有，用双手颈部牵引旋转侧扳整复之。

（2）循患侧头、颈、肩、臂、手部手三阳经，行理筋疏导经气手法施治（参考十二经脉与十二经筋疏通法）。

（3）查找头颈部经筋紧张处或结节点或条索状物（筋结点），施行：①点按（激发经气）手法。②按揉理筋（疏筋）手法、弹拨分筋手法。③拿捏养筋、推擦温筋手法，以产生温热感为度。操作 3~5 分钟。

（4）偏头痛及巅顶痛：从胸椎 9、10 夹脊穴、肝俞、胆俞附近查找筋结点，侧重疏通厥阴经和少阳经筋。

枕后头痛：从胸椎 4~6 夹脊穴、心俞、肾俞、膀胱俞附近查找筋结点，侧重疏通少阴经和太阳经筋。

前额痛：从肺俞、胃俞、大肠俞附近查找筋结点，侧重疏通太阴经和阳明经筋。

（5）推天门：印堂—神庭—上星—百会。

推眉弓：睛明—攒竹—鱼腰—丝竹空—太阳—曲鬓。

枕下线疏理法：完骨—风池—天柱—风府。

临床治疗中，可以适当配合毫针散刺放血疗法，效果更佳。

穴位见图2-29，手法举例见图2-30、图2-31。

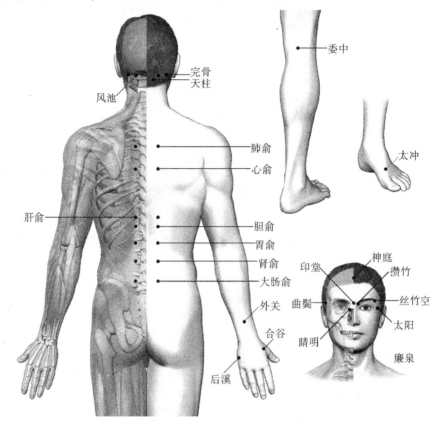

图 2-29　头痛取穴

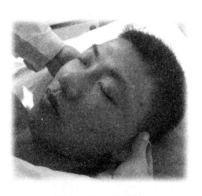

图 2-30　按曲鬓

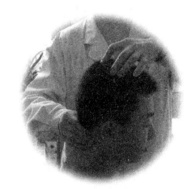

图 2-31　按百会、风池

【承门绝技】

前头痛：中脘、陷谷：点穴（细频震颤点按）、按揉，各5~10分钟；后头痛：

健侧后溪：点穴（细频震颤点按）、按揉，各 5～10 分钟；侧头痛：健侧足临泣（或者中渚）：点穴（细频震颤点按）、按揉，各 5～10 分钟；头顶痛：太冲：点穴（细频震颤点按）、按揉，各 5～10 分钟。

治验

艾某，男，35 岁，工人。主诉：前额痛 5 年。曾用过中西药物效果不佳。于 2001 年 8 月来医院就诊。患者面容憔悴，自述前额绵绵作痛不断，午后尤甚。剧痛时延及巅顶和颈部，头重不举，目胀，耳鸣，眩晕，嗜卧，睡眠不稳多梦，精神疲乏，时有恶心呕吐，食欲不振。脉弦涩，舌质紫红。诊断为血瘀挟湿型头痛。采用上述疗法施治，首次治疗后患者自觉疼痛明显好转，连续治疗 3 次，头痛全无。随访至今未见复发。

按语：本病属中医"头痛"范畴，血瘀挟湿型。本方强调首先整复颈椎，以便配合相关经筋疏理，疏通患处经气，以达到"通则不痛"的目的。

十、眩晕

眩晕是一种受到某种刺激而导致血管神经产生激惹现象的临床综合征。颈性眩晕或椎动脉压迫综合征多由颈椎错位压迫椎动脉，引起脑动脉供血不足所致。患者自觉周围景物沿一定方向转动或自身天旋地转、恶心欲吐、不敢睁眼、头重脚轻等。

眩晕可表现为旋转性、摇摆性等，眼前发黑、头重脚轻、肢体发软，同时伴有复视、眼振、耳鸣、听力下降、恶心呕吐等症状。头部活动和姿势改变使眩晕加重是本病的一个重要特点。

体格检查多发现颈部活动受限，局部肌肉紧张，压痛明显，可触及条索状物或结节状硬结，还可有棘突或横突的偏移，转头时可听到摩擦音，并可出现眩晕加剧。

辅助检查 X 线片多提示，颈椎生理弯曲改变、小关节错位、骨质增生及椎间隙的狭窄等。

易经筋推拿疗法

【易筋通经手法】

（1）首先检查患者颈椎关节错位情况，若有，行双手颈部牵引旋转侧扳整复法。

（2）循患者双侧头、颈、肩、臂、手部手太阳、少阳经，行理筋疏导经气手法施治（参考十二经脉与十二经筋疏通法）。

（3）在患者颈背部寻找经筋结节点或条索状物（筋结点）、大杼（患侧）、太冲至行间附近筋结点，施行：①点按（激发经气）手法。②按揉理筋（疏筋）手法、弹拨分筋手法。③拿捏养筋、推擦温筋手法，以产生温热感为度。操作 3~5 分钟。

（4）枕下线疏理法：钳弓式拿捏双侧完骨—风池—天柱—风府。

双侧肩井疏理法：推拿提肩胛肌、冈上肌、斜方肌。

推天门：印堂—神庭—上星—百会—四神聪。

任三焦疏理法：膻中—巨阙—中脘—神阙—关元。

【穴位点按手法】

点按外关对内关、足临泣、太冲对涌泉，均取双侧，各 3~5 分钟。

【承门绝技】

灵谷穴、灵冲穴（太冲穴上方骨叉间敏感点）：点穴（细频震颤点按）、按揉，各 5~10 分钟。均取双侧穴位。

【自我按摩颈椎】

右手点按右侧风池，左手点按左侧风池，或单手拇指、食指沿颈椎双侧风池下移至颈椎根部捏揉也可以，每次按摩 5~10 分钟。

点按双侧太阳、双侧听宫、内关、合谷等。

用牛角梳敲打百会、四神聪，然后梳头 100 次。

穴位见图 2-32，手法举例见图 2-33、图 2-34。

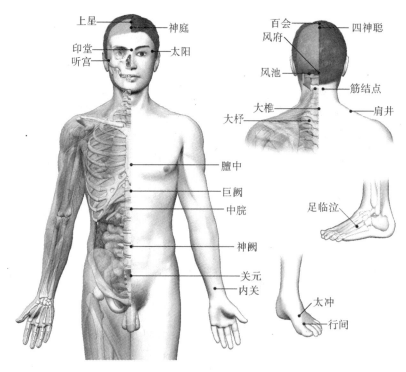

图 2-32 眩晕取穴

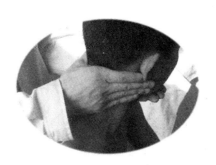
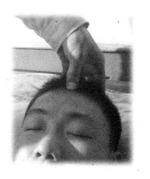

图 2-33　枕下线疏理法　　　　　　图 2-34　按神庭

十一、失眠

中医称为不寐。患者常见难以入睡、多梦、心情烦躁、易于激动等。部分患者常有颈部活动障碍，局部疼痛，头晕头沉、胃纳不佳、神经过敏、精神疲劳、记忆力减退、视物模糊等自主神经系统功能紊乱的症状。

体征方面多伴有颈部肌肉发硬，活动受限，局部压痛或触痛。失眠与头、颈姿势的改变有明显的关系，某些病人常保持一定的被迫体位。

X 线拍片检查可见颈椎骨质增生、椎间盘突出或变性、韧带钙化或骨化、颈曲变直等。

易经筋推拿疗法

【易筋通经手法】

（1）首先检查患者颈 2、3 及胸椎 4~6 关节错位情况，若有，行颈椎、胸椎侧扳手法整复之（参考临床推拿手法的颈胸椎整复及经筋疏理方法）。

（2）患者取坐位，循手三阳经、足三阴经行理筋疏导经气手法施治（参考十二经脉与十二经筋疏通法）。

（3）查找颈椎、胸椎附近经筋结节点及条索状物（筋结点）、三脘及脐周附近筋结点，施行：①点按（激发经气）手法。②按揉理筋（疏筋）手法、弹拨分筋手法。③拿捏养筋、推擦温筋手法，以产生温热感为度。操作 3~5 分钟。

（4）推天门：印堂—神庭—百会—四神聪。

任三焦疏理法：膻中—中脘—神阙—关元。注意：巨阙附近行提捏泻法。

（5）督脉、夹脊穴疏理法：大椎—灵台—至阳—筋缩—命门—腰阳关—腰俞。

五脏俞疏理法：肾俞—脾俞—肝俞—心俞—肺俞（注意：心俞附近行提捏泻法），行点、按、揉、推擦手法，产生温热感为度，操作 5~8 分钟。

【穴位点按手法】

点按内关、神门、足三里，均取双侧，操作 3~5 分钟。

穴位见图 2-35，手法举例见图 2-36、图 2-37。

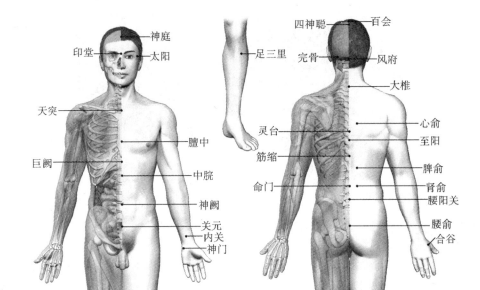

图 2-35　失眠取穴

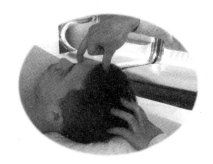

图 2-36　推天门

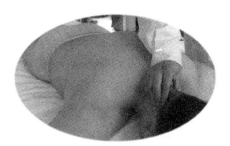

图 2-37　督脉、夹脊穴疏理法

【承门绝技】

百会、涌泉穴：先上后下，点穴（细频震颤点按）、按揉，各 5~10 分钟。

【生活注意】

（1）保持正确睡眠姿势，取合适枕头垫颈部 10 厘米左右，头枕部 5 厘米左右。

（2）自我保健按摩（方法同眩晕）。

（3）加强体育锻炼。注意饮食调节。保持乐观情绪和平和心态。

十二、脑震荡

脑震荡是指头部受外界暴力打击之后，大脑发生短暂性的功能障碍。脑震荡是颅脑损伤中最轻的损伤，大多无明显的病理变化。本病可以单独发生，也可以与其他颅脑损伤如脑挫裂伤或颅内血肿合并存在。

当暴力作用于头部时，脑在颅腔内运动，脑组织移位使脑干受到牵拉、扭曲，引起脑干网状结构的一时性功能损伤。同时因损伤引起的颅内压变化、脑血管运动功能紊乱以及脑脊液动力学的改变，也间接地影响脑干。中医认为，头部骤受暴力，脑为震激，气血逆乱，脑的功能就发生障碍或紊乱，而出现一系列的症状。

（1）意识障碍：一般意识障碍可以短至数秒钟、数分钟或 20~30 分钟不等，一般不超过 30 分钟，意识清醒后可以恢复正常。

（2）逆行性健忘：表现为伤员对受伤当时情况及受伤经过不能记忆，但对受伤前的事情能清楚地回忆，所以又称"近事遗忘症"。

（3）头痛、头晕：在受伤后数日内明显，以后逐渐减轻，可因情绪紧张，或在活动头部、变换体位时加重。

（4）恶心、呕吐：多数较轻，1~2 日内消失，偶尔可持续数周。

（5）其他症状：可有情绪不稳、易激动、不耐烦、怕震动、注意力不集中、耳鸣、心悸、多汗、失眠或噩梦等。

（6）受伤后神经系统检查：无阳性体征，血压、脉搏、呼吸正常，腰椎穿刺脑脊液压力和细胞数正常。

（7）CT 扫描：脑部所见无异常。

易经筋推拿疗法

【易筋通经手法】

（1）循周身手足三阳经、手足三阴经，行理筋疏导经气手法施治；根据患者具体情况，适当整复颈、胸椎。

（2）在头、颈椎处查找筋结点（局部筋结点）、百会、四神聪、太阳（双侧），施行：①点按（激发经气）手法。②按揉理筋（疏筋）手法、切拨分筋手法。③拿捏养筋、推擦温筋手法，以产生温热感为度。操作 3~5 分钟。

（3）督脉、夹脊穴疏理法（督脊疏理法）：腰俞—腰阳关—命门—脊中—至阳—灵台—身柱—大椎。

任三焦疏理法：天突—膻中—巨阙—中脘—神阙—关元。

五脏俞疏理法：肺俞—心俞—肝俞—脾俞—肾俞。

枕下线疏理法：完骨—风池—天柱—风府。

【穴位点按手法】

点按绝骨对三阴交、申脉对照海、太冲对涌泉、十二井穴，各约 1 分钟。

穴位见图 2-38，手法举例见图 2-39、图 2-40。

【承门绝技】

跟腱处（昆仑、照海）到承山穴之间小腿筋：从下往上，点穴（细频震颤点按）、按揉、推擦、捏法，各 5~10 分钟。取双侧小腿。

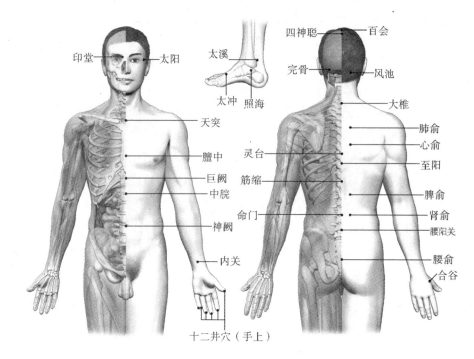

印堂 — 太阳

太溪

太冲 照海

四神聪 — 百会

完骨 — 风池

天突

膻中

巨阙

中脘

神阙

灵台

筋缩

命门

内关

大椎

肺俞

心俞

至阳

脾俞

肾俞

腰阳关

腰俞

合谷

十二井穴（手上）

图 2-38　脑震荡取穴

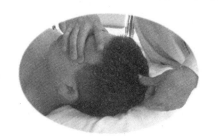

图 2-39　按太阳、百会

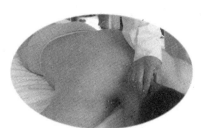

图 2-40　督脊疏理法

十三、大脑发育不全

　　大脑发育不全是指婴儿胚胎时，母体因各种疾病或遗传因素影响，而造成婴儿大脑功能发育迟钝与不全。患儿表现出各方面发育均比同龄小孩迟缓，常见手足无力、步履艰难、颈软或项强直、表情痴呆、智力低下、言语不清、流涎、难于自理或有头小畸形、囟门虚大等。本病属中医"五迟"范畴，多因先天有亏，肾气不足所致。

　　（1）肾气不足：四肢无力，腰膝酸软，神疲痴呆，面色无华，舌淡苔白，脉细弱。此乃先天不足，肾气虚弱之象。

　　（2）肝肾阴亏：形体消瘦，目视不清，心烦不寐，或见头晕头痛，四肢麻木，僵硬抽动，舌质红，苔少，脉细数。多因先天禀赋不足，气血不充，肝肾阴虚所致。

易经筋推拿疗法

【易筋通经手法】

（1）循患儿周身手足三阳经、手足三阴经，行理筋疏导经气手法施治（参考十二经脉与十二经筋疏通法）。

（2）寻找患儿百会、四神聪、风池、风府对廉泉，施行：①点按（激发经气）手法。②按揉理筋（疏筋）手法。③推擦养筋（温筋）手法，以产生温热感为度。操作3~5分钟。

（3）督脉、夹脊穴疏理法：腰俞—腰阳关—命门—脊中—至阳—灵台—身柱—大椎。

五脏俞疏理法：肾俞—脾俞—肝俞—心俞—肺俞。

阴阳跷脉疏理法：申脉对照海，昆仑对太溪，绝骨对三阴交，阳陵泉对阴陵泉。

任三焦疏理法：天突—膻中—巨阙—中脘—神阙—关元。

【穴位点按手法】

点按人中、神门、内关、十二井穴、太冲透涌泉，各约1分钟。

穴位见图2-41，手法举例见图2-42、图2-43。

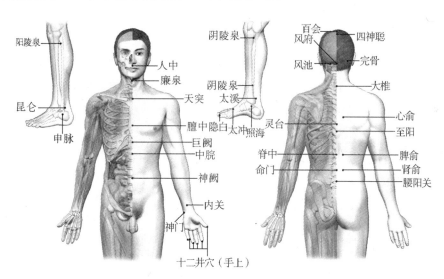

图 2-41　大脑发育不全取穴

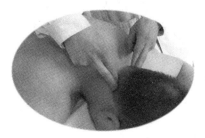

图 2-42　点按风池

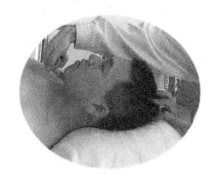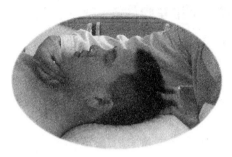

图2-43　点按百会、四神聪、廉泉

【承门绝技】

跟腱处（昆仑、照海）到承山穴之间小腿筋：从下往上，点穴（细频震颤点按）、按揉、推擦、捏法，各5~10分钟。取双侧小腿。

十四、落枕

落枕是指颈项强痛不舒，活动受限的一种病症。多在起床后发现，为一侧项部至肩背部的肌紧张、强痛、活动受限，当转颈、仰头或低头时疼痛加重，可有明显的筋结点。本病多发生在成年人，小儿少见。常常跟颈椎的疾患有关。中医认为，本病是由各种原因致使局部脉络受损，筋脉拘急而发病。

（1）风寒外袭：项背受凉，强痛不适，活动受限，或见畏寒肢冷，苔白，脉迟或紧。此因项背感受风寒，致使经气阻滞，气血不和，项背筋脉拘急之故。

（2）筋脉劳损：体位不适，颈项疼痛或在颈椎处有压痛，舌淡红或有瘀点，脉弦。多因项背脉络受损，气血瘀阻所致。

易经筋推拿疗法

【易筋通经手法】

（1）首先检查患者颈椎关节紊乱情况，若有，行双手颈部牵引旋转侧扳整复法。

（2）循患侧颈、肩、臂、手部手太阳、少阳经，行理筋疏导经气手法施治（参考十二经脉与十二经筋疏通法）。

（3）在患者颈肩背部寻找经筋结节点或条索状物（筋结点）、大杼（患侧），施行：①点按（激发经气）手法。②按揉理筋（疏筋）手法、切拨分筋手法。③拿捏养筋、推擦温筋手法，以产生温热感为度。操作3~5分钟。

（4）患侧肩井疏理法：推拿提肩胛肌、冈上肌、斜方肌。

【穴位点按手法】

点按合谷配列缺、落枕穴、足外踝下后方筋结点（均取双侧），各约1分钟。

穴位见图2-44，手法举例见图2-45、图2-46。

【承门绝技】

健侧落枕穴（手背第2、第3掌指关节上0.5寸左右敏感点）：点穴（细频震颤点按）、按揉，5~10分钟。配合活动颈椎。

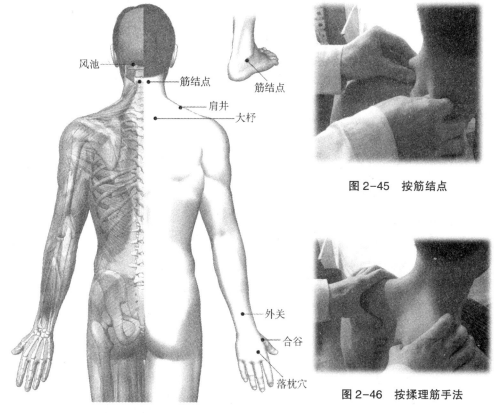

风池
筋结点
肩井
大杼
筋结点

图2-45　按筋结点

外关
合谷
落枕穴

图2-46　按揉理筋手法

图2-44　落枕取穴

十五、颈椎病

因颈椎间盘退变、本身及其继发性改变、刺激或压迫邻近组织，并引起症状和体征者，称为颈椎病。颈椎病人群患病率较高，以40~50岁为高发年龄。据统计，随着年龄的增大，有逐年减少的趋势。

颈椎病常因颈椎退变、慢性劳损以及外伤等原因而诱发或加剧。根据其病理特征可分为两个阶段，即椎间盘退变期和骨刺形成期。前者以椎关节失稳、松动为主，表现为小关节紊乱及其继发性炎症；后者常因骨刺刺激或压迫脊神经根、脊髓、椎动脉及周围其他组织而引起临床症状。

根据临床需要，并结合其病理特征，一般将颈椎病分为颈型、神经根型、脊髓型、椎动脉型、交感神经型及其他型。

（1）颈型症状：颈、肩、枕部局限性酸痛不适，伴相应筋结点。颈部活动受限，但无上肢放射痛。X线检查：显示颈椎生理屈度改变。

（2）神经根型症状：颈项强痛并向一侧或两侧肩臂及上肢放射，伴肢冷、指麻、肢重无力等。体征：①颈部活动明显受限。②病变棘突压痛。③臂丛神经牵拉试验、压顶试验及头顶叩击试验呈阳性。④早期感觉过敏，病久则多伴感觉减退。⑤腱反射可减弱或消失。⑥患侧肌力减弱，病久可出现肌肉萎缩。X线检查：显示颈椎生理屈度改变，骨刺造成椎间孔变窄。

（3）脊髓型症状：可继发于神经根型颈椎病之后或同时并发，表现为一侧或双侧的上肢或下肢麻木、酸软无力，颈颤臂抖，甚则出现程度不同的痉挛性瘫痪，并呈波浪式进行性加重。体征：颈部可正常或呈轻度活动受限；肢体呈束带感，肌力减弱；霍夫曼征和巴宾斯基征可呈阳性。X线检查、脊髓造影或磁共振可帮助诊断。

（4）椎动脉型症状：眩晕、恶心、呕吐、视物不清、耳鸣耳聋、持物落地、猝倒但无意识障碍。上述症状常因头部转动或侧弯到一定位置而诱发或加重，体位改变后症状可缓解。体征：旋颈试验阳性，其他试验可呈阴性。X线检查：平片示椎关节侧方骨质增生，椎间孔变小。椎动脉造影可帮助诊断。

（5）交感神经型：除有椎动脉型表现外，尚有头痛、视力障碍、心悸、气促、恶心、呕吐等症状，以及周围循环障碍、耳鸣、耳聋等。

（6）其他型：常见因椎体前缘骨赘过长、过大压迫食道，引起食道压迫症状。

如同时兼有两型或两型以上症状者，可诊断为混合型。

易经筋推拿疗法

【易筋通经手法】

（1）首先检查患者颈椎关节紊乱情况，若有，行双手颈部牵引旋转侧扳整复法。

（2）循患侧头、颈、肩、臂、手部手太阳、少阳经，行理筋疏导经气手法施治（参考十二经脉与十二经筋疏通法）。

（3）在患者颈肩背部寻找经筋结节点或条索状物（筋结点）、大杼（患侧），施行：①点按（激发经气）手法。②按揉理筋（疏筋）手法、切拨分经手法。③拿捏养筋、推擦温筋手法，以产生温热感为度。操作3~5分钟。

若伴头痛者，在头部寻找结节点（筋结点）；伴手臂疼痛者，在肩臂部循经寻找筋结点（筋结点），侧重处理之；伴头晕者，加百会、四神聪。

（4）枕下线疏理法：钳弓式拿捏（双侧）完骨—风池—天柱—风府。

双侧肩井疏理法：推拿提肩胛肌、冈上肌、斜方肌。

【穴位点按手法】

点按合谷配列缺、足外踝下后方筋结点、绝骨（均取双侧），各约1分钟。

穴位见图2-47，手法举例见图2-48、图2-49。

【承门绝技】

患侧中渚、健侧足临泣穴：先下后上，点穴（细频震颤点按）、按揉，各5~10分钟。配合活动颈椎。

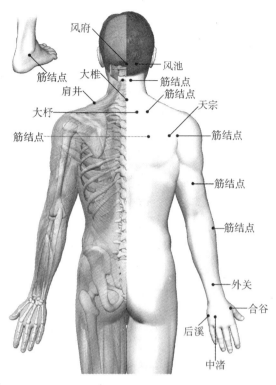

图 2-47　颈椎病取穴

图中标注：风府、风池、筋结点、大椎、肩井、大杼、筋结点、天宗、筋结点、筋结点、筋结点、筋结点、外关、合谷、后溪、中渚

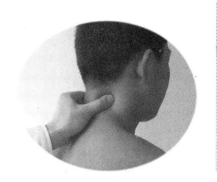

图 2-48　按筋结点

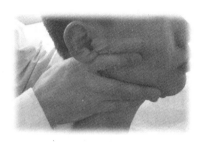

图 2-49　颈部整复法

治验

金某，女，48 岁，商人。颈项及双上肢麻痛 5 年，夜间尤重，加重 3 天。检查：颈椎 5~6 有压痛，舌质淡红，苔白厚腻。诊断：颈椎病。依上述疗法治疗 3 次告愈。

按语：本病属中医"痹证"范畴，证属气血不通所致。治则为祛风活血，散寒通络。整复颈椎，疏理受累经筋，松解经筋结节点，配合按合谷、列缺，以祛风活血。

十六、肩周炎

肩周炎好发于 50 岁以上的中老年人，又称"五十肩"。多因漏肩当风、感受风寒湿邪致病，故名之为漏肩风，还称冻结肩、肩凝症等。肩关节周围炎多因年老体弱、筋骨失养，加之劳损、外伤，或是在感受风寒湿邪之下，或是颈、胸部手术后，均会引发肩部的气血凝滞、筋脉拘急、不通则痛。50 岁以后开始向老年期过渡，人体的各种功能活动在这一时期易处于紊乱或不稳定状态，对肩关节来说亦是如此。此时肩部抵抗各种病邪的能力降低，再加上它结构上和功能上的薄弱性，所以很容易产生老化和病损。此外，肩周炎的发生往往与颈椎病难以分离，颈椎下段和胸椎上段的关节紊乱与肩周炎的发生相互影响。

肩周炎疼痛，昼轻夜重，常在睡眠中被痛醒，肩关节在各方向的运动均发生障碍；若病程过久，可出现局部肌肉的萎缩和肩关节周围软组织的广泛粘连，以致形成冻结肩（肩关节的活动非常局限），这时疼痛反而减轻或消失，但这并非预示病症的缓解。

易经筋推拿疗法

【易筋通经手法】

（1）取患者坐位，首先检查颈椎4至胸椎3关节紊乱情况，若有，用旋转侧扳手法整复之。

（2）循患侧颈、肩、臂、手部手三阳经、手太阴经，行理筋疏导经气手法施治（参考十二经脉与十二经筋疏通法）。

（3）肩（肩前、肩后、肩峰下）三处筋结点（筋结点）、膏肓（患侧），施行：①点按（激发经气）手法。②按揉理筋（疏筋）手法、切拨分筋手法。③推拿养筋、推擦温筋手法，以产生温热感为度。操作3~5分钟。

（4）横推中府穴。

（5）结合肩关节疏理及整复方法后，把患者患肢外展置于医者肩上，医者用双手掌快速轻柔地推揉患者肩前、肩后，使患肢逐渐上抬，粘连逐渐改善。

（6）医者握住且端起患肢肘关节，先顺时针，后逆时针环旋肩臂，注意先慢后快，先小幅度后大幅度。以患者能耐受为宜。然后双手持握患者的掌腕部，抖动肩关节4~6次。

【穴位点按手法】

点按听宫、鱼际、合谷、阳陵泉，均取患侧，各约1分钟。

穴位见图2-50，手法举例见图2-51、图2-52。

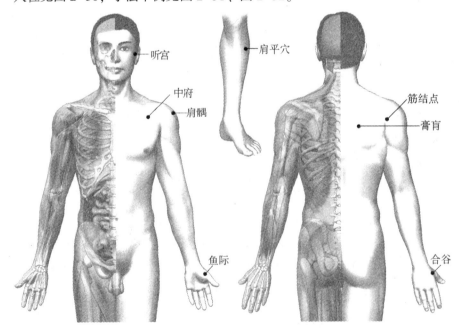

图2-50　肩周炎取穴

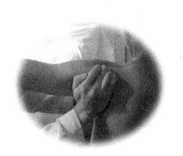
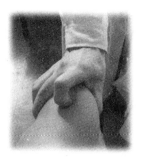

图2-51 拿揉理筋手法　　　图2-52 点按肩髃

【承门绝技】

健侧肩臂穴（在足背侠溪与足临泣穴之间敏感点）、健侧肩鱼穴（鱼际穴与掌指关节之间敏感点）：点穴、按揉，各5～10分钟。配合活动肩关节。点按内外足踝前后（健侧），也有意想不到的效果。

十七、冠心病

冠心病中医称为胸痹或胸心痛。主要表现为心绞痛，是因为心肌急剧暂时缺血或缺氧所引起的临床症状，其特点是阵发性的胸闷和心前区疼痛或压榨感。典型的发作为突然发生的疼痛。疼痛部位多在胸骨上段或中段后，亦可波及心前区大部分，常放射至肩、背部及上肢，以左侧多见。疼痛的性质多为压榨感或窒息感。

冠心病即冠状动脉粥样硬化性心脏病，是冠状动脉粥样硬化导致心肌缺血、缺氧而引起的心脏病。根据临床特点可分为无症状冠心病、心绞痛、心肌梗死、心肌硬化和猝死5种类型。

另外还有"类冠心病"，除有冠心病症状外，常伴有胸闷、气急、颈部不适、酸胀感，部分患者伴有头晕、脑涨、失眠、多汗、易激动等。常因头颈部姿势突然改变、低头工作过久、高枕睡眠起床后引起。

易经筋推拿疗法

【易筋通经手法】

（1）临床急症情况下，用硝酸甘油、救心丹舌下含服，纠正后或医院治疗稳定后，或无药情况下针刺内关、心俞、巨阙，行温通法，症状改善后方可应用推拿手法保健康复。总之，尽量把推拿疗法作为辅助疗法。

（2）首先检查患者颈椎4至胸椎7棘突移位情况，若有，用旋转侧扳手法整复之（参考临床推拿手法的颈、胸椎整复及经筋疏理方法）。

（3）患者坐位，循患者足太阳经、手厥阴经、手少阴经，行理筋疏导经气手法施治。

（4）寻找患者背部胸椎4~6棘突旁结节及条索状物（筋结点）、厥阴俞、心俞（双侧），施行：①点按（激发经气）手法。②按揉理筋（疏筋）手法、切拨分筋手法。③推擦养筋（温筋）手法，以产生温热感为度。操作 3~5 分钟。

（5）宽胸理气疏理法：大陵—内关—郄门—曲泽。

任三焦疏理法：膻中—巨阙—中脘—关元。

【穴位点按手法】

点按然谷、公孙、昆仑对太溪，各约 1 分钟。

穴位见图 2-53，手法举例见图 2-54、图 2-55。

【承门绝技】

冠心穴（内关穴与腕横纹之间敏感点）：点穴（细频震颤点按）、按揉，各 5~10 分钟。

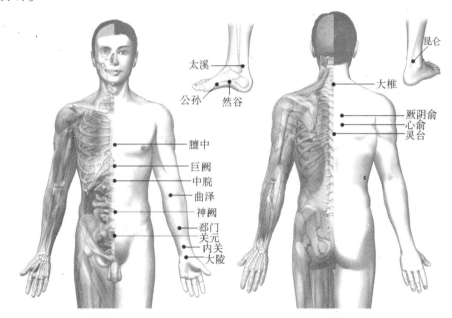

图 2-53　冠心病取穴

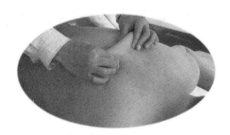

图 2-54　拿捏心俞

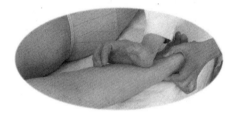

图 2-55　宽胸理气疏理法

十八、咳喘病

咳喘病是临床的常见疾病。多见支气管炎和支气管哮喘，一般有明显的季节性和地区性。大部分病人有不同程度的过敏史和遗传倾向，在临床上多分为感染型、劳伤型、吸入型及混合型 4 种。如果受凉、感冒、劳累和情绪变化等皆可诱发或症状加重。

临床上咳喘病大多数夜间比白天重。如支气管哮喘，大部分夜间发作并有先驱症状，如鼻痒、干咳、胸闷、连续打喷嚏等。如未得到及时治疗，可迅速出现呼吸困难。

易经筋推拿疗法

【易筋通经手法】

（1）首先检查颈胸椎关节错位情况，若有，用手法整复之。

（2）俯卧位，循患者手足阳明经和手足太阴经，行理筋疏导经气手法施治。

（3）查按患者背部胸椎棘突旁经筋结节点及条索状物（筋结点）、大杼、风门、肺俞（双侧），施行：①点按（激发经气）手法。②按揉理筋（疏筋）手法、弹拨分筋手法。③拿捏养筋、推擦温筋手法，以产生温热感为度。操作3~5分钟。

（4）推命门：腰俞—腰阳关—命门和左右肾俞—命门。

督脉、夹脊穴（督脊）疏理法：至阳—身柱—大椎。

任三焦疏理法：天突—膻中—中脘—关元。

【穴位点按手法】

点按双侧定喘、膏肓，操作3~5分钟。

穴位见图2-56，手法举例见图2-57、图2-58。

【承门绝技】

尺泽、鱼际穴：点穴（细频震颤点按）、按揉，各5~10分钟。均取双侧穴位。

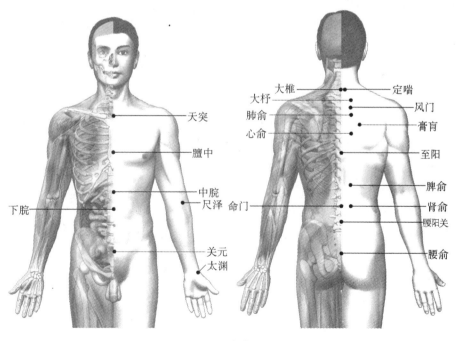

图2-56 咳喘病取穴

第二部分 常见疾病易经筋推拿疗法

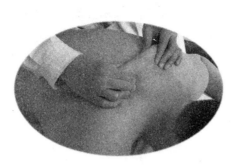

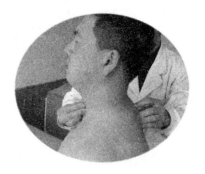

图 2-57　拿捏肺俞　　　　　　　　图 2-58　对捏大椎、天突

十九、胃脘痛

胃脘痛俗称"心口痛"，中医认为，多因脾胃虚寒、肝郁气滞所致。可出现胃脘部的间歇性闷胀和不适，甚至钝痛和绞痛。可伴胸背部酸痛不适、食欲不振、嗳气反酸或恶心呕吐。日久可逐渐出现胃脘部的饥饿样痛或灼痛感，持续时间较长。患者可能会出现便秘或腹泻，少数出现柏油样黑便。要住院检查，以防不测。

胃脘部可出现压痛，腹软、无压痛及反跳痛；胸椎棘突可出现后突移位，以第6~10胸椎棘突多见。并且局部压痛明显，椎旁可扪及条索状物或结节。

易经筋推拿疗法

【易筋通经手法】

（1）首先检查患者胸椎6至腰椎1棘突移位情况，若有，行胸、腰椎侧扳手法整复之（参考临床推拿手法的胸、腰椎整复及经筋疏理方法）。

（2）患者仰卧位，循胸腹部及下肢足阳明经、足太阴经，行理筋疏导经气手法施治。

（3）查找胸椎6至腰椎1棘突旁经筋结节点及条索状物（筋结点），上、中、下三脘附近筋结点，施行：①点按（激发经气）手法。②按揉理筋（疏筋）手法、弹拨分筋手法。③拿捏养筋、推擦温筋手法，以产生温热感为度。操作3~5分钟。

【穴位点按手法】

（1）点按足三里、内关，各约1分钟。

（2）夹承浆（右侧）快速点按5分钟，出现电麻感为佳，立即止痛。

穴位见图2-59，手法举例见图2-60，图2-61。

【承门绝技】

陷谷穴（双侧）：点穴（细频震颤点按）、按揉，各5~10分钟。

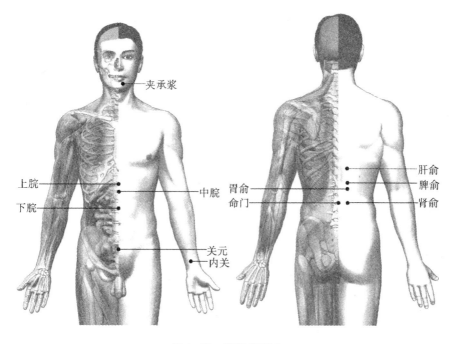

图 2-59　胃脘痛取穴

标注：夹承浆　上脘　下脘　中脘　关元　内关　肝俞　脾俞　肾俞　胃俞　命门

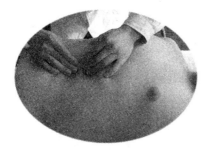

图 2-60　拿捏中脘

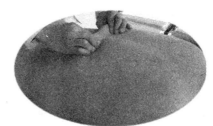

图 2-61　拿捏胃俞

【生活注意】

（1）注意合理膳食，以软食、流食为主。

（2）脐腹部及腰背部注意保暖。

（3）保持乐观情绪，戒烟戒酒，忌食辛辣等刺激性食物。

二十、胃下垂

　　胃下垂是指胃小弯弧线最低点下降至髂嵴连线以下，十二指肠球部向左偏移。造成胃下垂的原因较复杂，除瘦长体型者多见外，长期饥饱失常、酒精刺激、情绪紧张、精神抑郁、缺乏锻炼、营养不良以及消化系统慢性疾病等使患者自主神经功能失常、胃膈韧带与胃肝韧带无力松弛，以及腹壁肌肉松弛均可导致胃下垂。主要症状是慢性腹痛与不适感、腹胀、恶心、嗳气与便秘等。重者饭后或多食之后即感腹部胀痛，站立时加剧。轻度胃下垂多无症状，但 X 线钡餐检查可发现。

　　胃下垂属中医的气虚下陷、腹痛等范围。多由素体虚弱或饮食劳倦伤脾，或久病脾胃虚损，致脾阳不足，中气下陷，胃腑下垂。临床主要表现为腹部坠胀疼痛，饮食后尤甚；伴疲倦乏力，气短纳呆等。治以补中益气，升阳举陷为主。

（1）脾胃气虚，升举无力　神疲肢倦乏力，纳呆懒言，腹部胀闷，饮食后脘腹坠胀不适，面色无华，舌淡苔白，脉缓弱。

（2）脾胃阳虚，中气下陷　脘腹坠胀疼痛，喜温喜按，肢冷便溏，甚者伴久痢、脱肛，面色苍白，舌质淡，苔白滑，脉沉迟无力。

易经筋推拿疗法

【易筋通经手法】

（1）首先检查患者胸椎 6 至腰椎 1 棘突移位情况，若有，行胸、腰椎侧扳手法整复之（参考临床推拿手法的胸、腰椎整复及经筋疏理方法）。

（2）患者仰卧位，循胸腹部及下肢足阳明经、足太阴经，行理筋疏导经气手法施治。

（3）查找胸椎 6 至腰椎 1 棘突旁经筋结节点及条索状物（筋结点），上、中、下三脘附近和脐周附近筋结点，施行：①点按（激发经气）手法。②按揉理筋（疏筋）手法、弹拨分筋手法。③拿捏养筋、推擦温筋手法，以产生温热感为度。操作 3~5 分钟。

（4）任三焦疏理法：膻中—中脘—神阙—关元，注意使用从下往上推擦补法。请患者仰卧屈膝，按顺时针方向按摩腹部 20 次，然后将拇指、食指分开，用虎口从耻骨联合上缘向上推按，使胃底上举。推按时在臀部适当垫高点。

五脏俞疏理法：肾俞—脾俞—肝俞—心俞—肺俞，注意使用从下往上推擦补法。

督脉、夹脊穴疏理法：腰俞—腰阳关—命门—脊中—至阳。

【穴位点按手法】

点按百会、内关、足三里，各约 1 分钟；艾灸百会、脾俞、肾俞、气海、中脘、左梁门，各约 15 分钟。

穴位见图 2-62，手法举例见图 2-63、图 2-64。

【承门绝技】

百会、陷谷穴（双侧）：点穴（细频震颤点按）、按揉，各 5~10 分钟。

（二）治验

王某，女，45 岁。1999 年 10 月初诊。自诉饱食之后，过劳伤气，随发脘胀，时发嗳气，小腹重坠，服健脾养胃之品，时好时犯，近日腹胀重，便时干时稀，纳减，疲乏无力。检查：体弱肌薄，面淡黄，苔白腻，脉沉缓，右关沉弱无力。X 线钡透所示：胃小弯在髂嵴连线下 6 厘米。采用上述治疗方法施治，经过 15 次治疗，胃胀消除。钡透证明：胃小弯在髂嵴连线上 2 厘米，又巩固治疗 10 次停止。随访半年，宿疾已除。

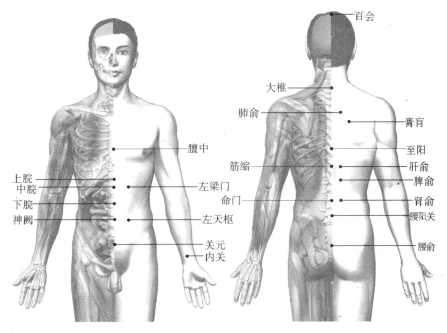

图 2-62　胃下垂取穴

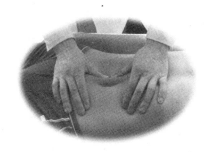

图 2-63　提拿脐周

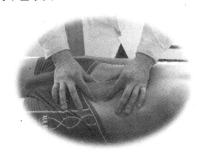

图 2-64　推擦脐腹

按语：本例胃下垂患者，属中医"胃脘痛"范畴，脾胃虚寒型，治则为益气健脾温阳。在治疗上采用疏理脾胃相关经脉与经筋，补益脾胃经气，提高腹内相关经筋紧张度。又使用手法直接升举下陷之胃体。艾灸脾俞、足三里、百会、气海以巩固疗效。这是因为气海为元气之海，温灸可以扶阳益气，足三里为胃经合穴，是"合治内府"的常用穴，脾俞可扶正培元，百会升提清阳。诸穴合用，可以益气升阳，培补中气，健运脾阳。中气充沛则脾胃自可恢复其健运之机，升降自如，则上下内外之阴阳自调而病愈。

二十一、糖尿病

糖尿病是中老年人的常见病，中医称消渴病。主要是胰岛素分泌相对不足所引起糖代谢紊乱的一种疾病。临床表现为多饮、多食、多尿的"三多"症状，同时出现全身乏力、消瘦、精神倦怠、糖尿、血糖升高、易感染等。还易出现胸背腰部有明显疼痛，活动时疼痛加剧。严重时可致蛋白质、脂肪、水及电解质的代谢紊乱，引起心、脑、肾、神经、肝胆、胃肠、生殖器、皮肤、骨骼和肌肉等的病变。尤其是脂肪代谢紊乱，可引起酮症酸中毒、失水、昏迷等，危及生命。

如果血糖控制不理想，将出现一系列伴随症状：

（1）皮肤瘙痒，女性外阴瘙痒。

（2）男性会出现阳痿，女性可出现月经紊乱或闭经。

（3）出现酮症酸中毒，是糖尿病的严重急性并发症。

（4）皮肤感染、泌尿系感染及其他部位的化脓性感染。

（5）动脉硬化及微血管病变，常并发高血压、冠心病、脑血管疾病等。若眼底动脉病变可引起失明。

（6）末梢神经受损，多下肢严重，常出现脚踏海绵感，肢端麻木、针刺样疼痛等。

易经筋推拿疗法

【易筋通经手法】

（1）首先检查患者胸椎 7~12 棘突移位情况，若有，行胸椎侧扳手法整复之（参考临床推拿手法的胸椎整复及经筋疏理方法）。

（2）患者俯卧位，循背腰腿足部足太阳经；仰卧位，循手厥阴经、足太阴经，行理筋疏导经气手法施治（参考十二经脉与十二经筋疏通法）。注意在内踝下及足弓附近、三阴交穴查找筋结点。

（3）查找胸椎棘突旁经筋结节点及条索状物（筋结点）、膈俞、胰俞（双侧），进行：①点按（激发经气）手法。②按揉理筋（疏筋）手法、弹拨分筋手法。③拿捏养筋、推擦温筋手法，以产生温热感为度。操作 3~5 分钟。

（4）任三焦疏理法：天突—膻中—中脘—神阙—关元。

五脏募疏理法：中府—巨阙—期门—章门—京门，配合五脏俞疏理法应用。

按揉胰腺法：中脘—左梁门—左梁门外 2.5 寸。

【穴位点按手法】

点按足三里、三阴交、内关、公孙，各约 3~5 分钟。

穴位见图 2-65，手法举例见图 2-66，图 2-67。

【承门绝技】

内关、地机、三阴交、太白（均寻找敏感点）：点穴（细频震颤点按）、按揉，各 5~10 分钟。均取双侧穴位。

【生活注意】

（1）自我保健按摩，重点在上腹部、内关、三阴交、公孙、足三里等。

（2）保持乐观情绪，避免精神紧张和过度刺激。

（3）严格合理地饮食控制，根据血糖、尿糖的变化，及时调整饮食和降糖用药。

（4）适当增加运动和体育锻炼。

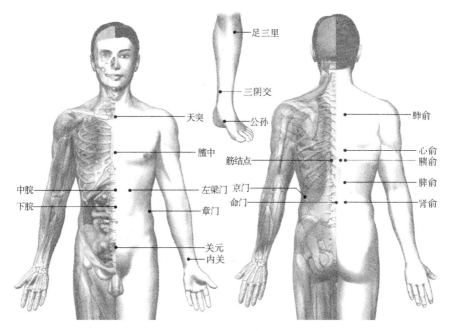

足三里

三阴交

公孙

天突

膻中

筋结点

中脘
下脘

左梁门

章门

京门
命门

关元
内关

肺俞

心俞
胰俞

脾俞

肾俞

图 2-65　糖尿病取穴

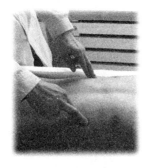

图 2-66　点按期门

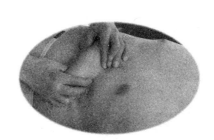

图 2-67　横捏中脘至梁门

二十二、呃逆

呃逆古称"哕"，俗称"打嗝"，轻者持续数分钟乃至数小时后不治自愈；重者昼夜不停或间歇发作，可迁延数日或数月不愈。呃逆是一种胸膈气逆上冲，喉间呃呃有声、难以自制，甚则妨碍谈话、睡眠等的一种症状。

呃逆可因很多原因诱发（如感受风寒），多为膈神经受到刺激，使膈肌痉挛所致。中医认为，胃失和降、上逆动膈而致呃逆。一般病程短者，疗效较好，病程长者，疗效往往较差。

易经筋推拿疗法

【易筋通经手法】

（1）首先检查患者颈椎小关节紊乱情况，若有，用牵引旋转侧扳手法整复之（紊乱位置多在颈椎 3～6 节，也有在胸椎 4～7 节处者）。

（2）循患者手少阳经、手厥阴经，行理筋疏导经气手法施治。

（3）寻找患者颈椎、胸椎棘突旁结节及条索状物（筋结点）、膈俞（双侧），施行：①点按（激发经气）手法。②按揉理筋（疏筋）手法、切拨分筋手法。③拿捏养筋、推擦温筋手法，以产生温热感为度。每穴 1~2 分钟。

（4）推天门：印堂—神庭—百会。

（5）任三焦疏理法：天突—膻中—三脘—关元—天枢。

【穴位点按手法】

点按攒竹、翳风、内关、公孙穴，各约 1 分钟。

穴位见图 2-68，手法举例见图 2-69、图 2-70。

【承门绝技】

呃逆穴（耳穴）：点穴（细频震颤点按）、按揉，5~10 分钟。取健侧穴位。

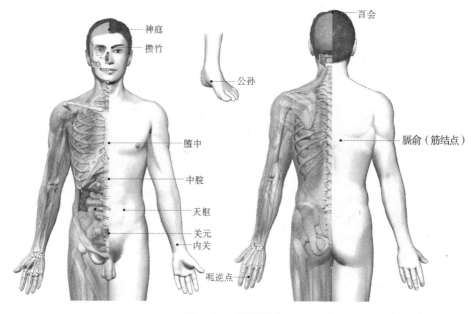

图 2-68　呃逆取穴

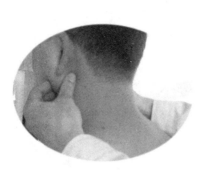

图 2-69　按揉翳风

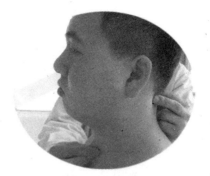

图 2-70　按揉攒竹

患者右上腹部疼痛和不适，有时有灼热感，并向右侧肩胛下区放射。常见于晚上或饱餐后或进食油腻食物后疼痛明显加重，甚至可发生绞痛。部分患者可出现恶心呕吐、反酸嗳气、消化不良、腹痛腹胀等。

该病是消化系统的常见病症，缠绵不愈，可伴随多年，易反复发作，并引起体内代谢障碍、感染及胆汁潴留，形成结石或梗阻，引起右上腹剧烈疼痛，此时必须按急腹症处理。

体格检查：右上腹部有触痛，在右锁骨中线的右肋弓下，有时可扪及圆形块状物，胸椎6~9可发现棘突后突或偏歪，偏歪侧棘突旁可触及条索状或结节状肿物，压痛明显。临床检查肝胆 B 超可明确诊断。

易经筋推拿疗法

【易筋通经手法】

（1）首先检查患者胸椎6~9关节紊乱情况，若有，用胸椎侧扳手法整复之（参考临床推拿手法的胸椎整复及经筋疏理方法）。

（2）俯卧位，循患者背、腰足太阳经、足少阳经，行理筋疏导经气手法施治（参考十二经脉与十二经筋疏通法）。

（3）寻找患者胸椎6~9棘突旁经筋结节点及条索状物（筋结点）、肝俞、胆俞（双侧），施行：①点按（激发经气）手法。②按揉理筋（疏筋）手法、切拨分筋手法。③推拿养筋手法。操作3~5分钟。

（4）五脏募穴疏理法：巨阙—中脘—期门—日月—章门（沿季肋弓走向），行点按、揉、推擦手法，产生温热感为度，操作5~8分钟。

【穴位点按手法】

点按足三里、胆囊穴或阳陵泉、丘墟透照海，均取双侧，各3~5分钟。

穴位见图2-71，手法举例见图2-72、图2-73。

【承门绝技】

左侧痛灵穴（中渚近腕侧敏感点）：点穴（细频震颤点按）、按揉，5~10分钟。

【生活注意】

（1）注意饮食调养，多吃清淡食物。

（2）保持乐观情绪。

（3）经常按揉足三里、胆囊穴等穴。

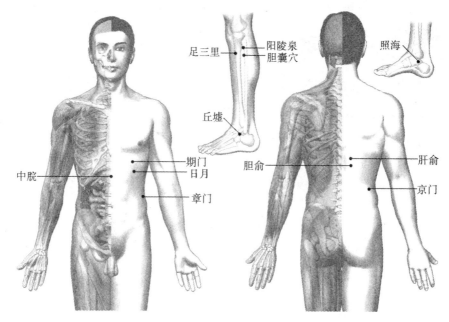

图 2-71　胆囊炎、胆石症取穴

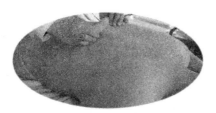

图 2-72　拿捏胆俞

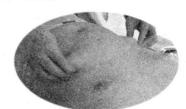

图 2-73　提捏日月

二十四、便秘

　　排便次数减少，粪质干燥、坚硬，艰涩难下者，称为便秘。正常人一般每天大便一次，便质成形，不坚不溏。一天排便两次或两天排便一次而便质正常者，也不属便秘范围。各种原因导致肠腑传导功能失常、津液失充是便秘发生的主要原因。

　　（1）热秘：大便干结不通，腹痛，按之有块作痛，口臭口渴，面赤尿黄，苔黄燥，脉滑实。多因阳明积热，津液受灼，肠腑津液枯燥所致。

　　（2）气秘：大便秘而不甚干结，腹胀连及两胁，嗳气频作，心烦易怒，舌苔多薄腻，脉偏弦。多因情志不畅，肝气郁滞而失于疏泄所致。

　　（3）虚秘：大便数日一行，便质不坚，面色无华，神疲乏力，头晕眼花，舌淡苔白，脉细弱。多因肺脾气虚，大肠传送无力、肠失润下所致。

　　（4）冷秘：大便艰涩难下，腹中冷痛，四肢不温，喜暖畏冷，小便清长，苔白润，脉沉迟。多因阳气不运，阴寒凝结，不能化气布津所致。

易经筋推拿疗法

【易筋通经手法】

（1）首先检查患者腰椎 4、5 关节紊乱情况，若有，用腰骶椎侧扳手法整复之（参考临床推拿手法的腰椎整复及经筋疏理方法）。

（2）循患者背腰足太阳经、足阳明经、足太阴经，行理筋疏导经气手法施治（参考十二经脉与十二经筋疏通法）。

（3）寻找患者腰椎 4、5 横突间经筋结节点或条索状物（筋结点）、大肠俞（双侧），施行：①点按（激发经气）手法。②按揉理筋（疏筋）手法、切拨分筋手法。③拿捏养筋手法。操作 3~5 分钟。

（4）调理肠腑及中下焦：右腹结—天枢—中脘—左腹结—天枢—关元，行点按、拿捏手法；若非热秘行推擦温补手法，操作 8~12 分钟。

（5）横推中府穴 3~5 分钟。

【穴位点按手法】

点按支沟、合谷、上巨虚、足三里，各约 1 分钟。

穴位见图 2-74，手法举例见图 2-75、图 2-76。

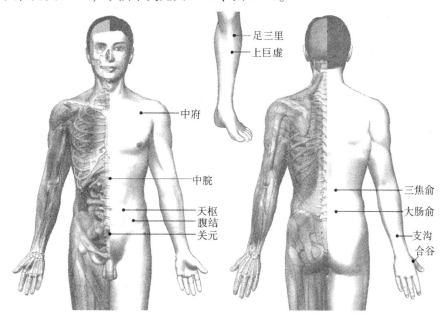

图 2-74　便秘取穴

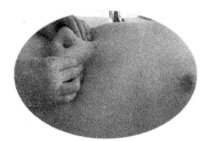

图 2-75　拿捏天枢

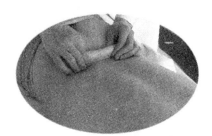

图 2-76　拿捏大肠俞

【承门绝技】

绝骨穴：点穴（细频震颤点按）、按揉，各5~10分钟。取双侧穴位。

二十五、腹泻

腹泻又称为"泄泻"，是指大便次数增多，粪便稀薄而言。一年四季均可发病，尤以夏秋季节多见。腹泻的病位主要在脾胃，与肝肾也有一定的关系。凡感受外邪、肝脾不和、脾气虚弱及肾阳不足，均可导致脾胃功能障碍，升降失职而发生腹泻。西医学中，见于消化系统的某些病变，较常见的有急慢性肠炎、过敏性结肠炎、肠结核、胃肠神经功能紊乱等疾病。

腹泻致病原因包括外感、内伤两方面。外感以寒、热、湿邪侵袭为多；内伤则以脏腑虚弱、七情不和及饮食不节为主。

（1）感受外邪：外感寒、暑、湿、热之邪，邪气内扰胃肠，胃肠传导失职，升降失职，因此发生腹泻。

（2）饮食所伤：饮食过量，宿食停滞；或过食肥甘厚味，影响脾胃的运化；或误食生冷不洁之物，致脾胃传导失职，升降失常，均可引发腹泻。

（3）情志失调：恼怒伤肝，肝气郁结，横逆犯脾；或因思虑过度，脾气受损，运化失常而出现腹泻。

（4）脾胃虚弱：因饮食失调、劳倦内伤、久病不愈，均可导致脾胃虚衰，升降失常，清浊不分，混杂而下，发为腹泻。

（5）肾阳亏损：肾阳（命门之火）能帮助脾胃腐熟水谷及消化吸收。若因久病耗损肾阳，或年老体弱，肾阳不足，脾失温煦，不能腐熟水谷，因而引致腹泻。

易经筋推拿疗法

【易筋通经手法】

（1）首先检查患者胸、腰骶椎关节错位情况，若有，用胸、腰椎侧扳手法整复之（参考临床推拿手法的胸、腰椎整复及经筋疏理方法）。

（2）循患者背腰骶部及双下肢足太阳经、足阳明经，行理筋疏导经气手法施治（参考十二经脉与十二经筋疏通法）。

（3）寻找患者背腰骶部结节点或条索状物（筋结点）、八髎、脾俞、大肠俞（均取患侧），施行：①点按（激发经气）手法。②按揉理筋（疏筋）手法。③推擦养筋（温筋）手法，以产生温热感为度。操作3~5分钟。

（4）督脉、夹脊穴疏理法：腰俞—腰阳关—命门—脊中—至阳。

俞募配穴调理法：大肠俞—天枢，脾俞—章门，胃俞—中脘（均取双侧）。

三阴经疏理法：公孙—照海—三阴交—阴陵泉（均取双侧）。

【穴位点按手法】

点按百会、内关、足三里，各约1分钟；艾灸天枢、神阙、关元、大肠俞，各约 15 分钟。

穴位见图 2-77，手法举例见图 2-78、图 2-79。

【承门绝技】

陷谷（或足临泣）；点穴（细频震颤点按）、按揉，各 5~10 分钟。取双侧穴位。

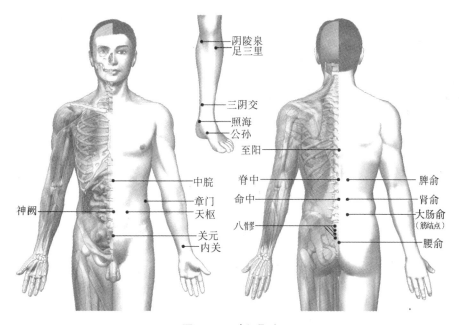

图 2-77　腹泻取穴

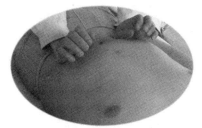
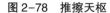

图 2-78　推擦天枢

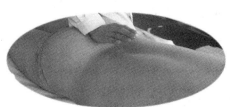

图 2-79　推擦八髎

治验

梁某，男，29 岁。腹泻 7 个月。始因饮用凉水，复患感冒 17 天，病后又因饮食所伤，即出现腹痛下坠，泄下痛缓，粪便带白色黏液，内服西药（药物不详）无效，又服健脾止泻中药 60 余剂稍有减轻，停药后则腹泻如故。现大便 1 日 4~5 次，粪便带白色黏液，完谷不化，少腹拘急发凉，得暖则舒，饮食生冷则泄泻加重，口淡不渴，尿急尿频，身瘦形寒，畏寒肢冷，面色萎黄，舌淡苔白，脉象沉迟。

依上法施治 5 次而愈，精神好，大便日行 2 次，继续调理数次以巩固疗效。

按语：本病属中医"泄泻"范畴。《伤寒论》277 条："自利不渴者，属太阴，以其藏有寒故也，当温之。"本例自利不渴，一派寒象，故证属太阴虚寒，脾损及肾。治则为温补真阳，健脾止泻。故补神阙温运中阳，补关元以补真阳，取大肠俞、天枢俞募配穴，先去肠腑寒邪，然后，配合整体调理，使其正气很快得以恢复。

二十六、更年期综合征

更年期综合征是指妇女在 49 岁左右时，由于内分泌系统功能的明显改变而出现月经紊乱，情志异常，心烦不安，头晕心悸，面部潮红等症状之称。中医认为诸证均起于肾虚不能濡养和温煦脏腑所致。

（1）肝阳上亢：月经紊乱，经来量多或淋沥不断，心烦易怒，头晕目眩，胸胁不舒，腰膝疲软，舌质红，脉弦细数。多因肾阴不足，阳失潜藏所致。

（2）心血亏损：面色不华，心悸怔忡，头晕失眠，四肢乏力，舌质淡红，脉细。多因劳心过度，耗伤阴血所致。

（3）脾胃虚弱：面色苍白，神倦肢怠，腹胀纳呆，便溏尿清，舌质淡胖，脉沉细无力。多因肾阳虚衰，脾失于温煦所致。

（4）痰气郁结：胸痞不舒，脘腹胀满，嗳气吐涎，形体虚胖，纳呆便溏，苔腻，脉滑。多因脾失健运，痰湿阻滞所致。

易经筋推拿疗法

【易筋通经手法】

（1）首先检查患者颈椎、胸椎、腰椎关节紊乱情况，若有，用旋转侧扳手法整复之。

（2）循患者周身足太阳经、足三阴经（重点足太阴经筋），施行：理筋疏导经气手法。

（3）寻找患者背部、腰骶部经筋结节点或条索状物（筋结点）、八髎（双侧），施行：①点按（激发经气）手法。②按揉理筋（疏筋）手法。③拿捏养筋、推擦温筋手法，以产生温热感为度。操作 3~5 分钟。

（4）五脏俞穴疏理法：肾俞—脾俞—肝俞—心俞—肺俞。

任三焦疏理法：膻中—巨阙—中脘—神阙—关元。

宽胸理气疏理法：大陵—内关—曲泽。

三阴经疏理法：公孙—照海—三阴交—阴陵泉。

【穴位点按手法】

点按子宫、卵巢、太冲、足三里、百会、四神聪，各约 1 分钟。

穴位见图 2-80，手法举例见图 2-81~图 2-83。

【承门绝技】

灵谷穴、灵冲穴（太冲穴上方骨叉间敏感点）：点穴（细频震颤点按）、按揉，各 5~10 分钟。均取双侧穴位。

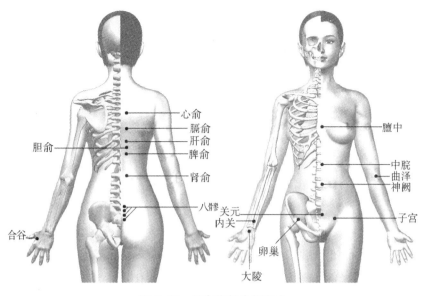

图 2-80 更年期综合征取穴

心俞
膈俞
肝俞
脾俞
肾俞
胆俞
八髎
合谷
膻中
中脘
曲泽
神阙
关元
内关
子宫
卵巢
大陵

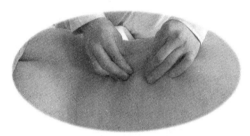

图 2-81 督脊疏理法

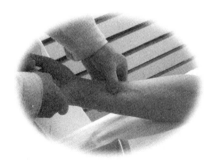

图 2-82 点穴内关

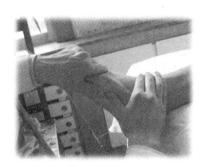

图 2-83 推揉足弓

二十七、闭经

　　凡女子年龄超过 18 岁仍不见月经来潮，或是已经形成月经周期，但又连续中断 3 个月以上者，称为经闭或闭经。经闭可因卵巢、内分泌障碍等引起。中医认为，在妊娠期、哺乳期和绝经期以后的停经，属生理现象，不包括在此范畴。但对原发性经闭者，应排除子宫缺如、处女膜闭锁等；对继发性经闭者，要与早期妊娠相区别。

　　（1）血枯经闭：多因先天不足，肾气未充，或早婚多产，耗损精血；或是饮食劳倦，损及脾胃，致使化源不足；或是大病久病，耗损精血，以及失血过多等，导致冲任失养，血虚无余可下而经闭。多表现为超龄而月经未至，或是先见经期错后，经量逐渐减少，而终至经闭。兼见头晕耳鸣，心悸怔忡，腰膝酸软无力等。

（2）血滞经闭：多因肝气郁结，血滞不行；或饮冷、受寒，邪客胞宫；或脾失健运，痰浊内阻，致使冲任不通而经闭。多表现为经闭不行，精神抑郁，烦躁易怒，小腹胀痛拒按，或形寒肢冷，小腹冷痛，喜温喜按等。

易经筋推拿疗法

【易筋通经手法】

（1）首先检查患者腰骶椎关节错位情况，若有，行腰骶椎侧扳手法整复之（参考临床推拿手法的腰椎整复及经筋疏理方法）。

（2）循患者足太阴经、足厥阴经、足少阴经、足阳明经，行理筋疏导经气手法施治（参考十二经脉与十二经筋疏通法）。注意在行间与太冲之间、足弓附近查找筋结点。

（3）在患者腰骶椎附近查找经筋结节点或条索状物（筋结点）、脐周及下方小腹筋结点、八髎（双侧），施行：①点按（激发经气）手法。②按揉理筋（疏筋）手法。③拿捏（养筋）、推擦（温筋）手法，以产生温热感为度。操作3~5分钟。

（4）补命门：对患者左肾俞—命门—右肾俞行横向钳弓式拿捏、纵向推擦足太阳经筋（从八髎穴到命门穴），行温补手法。操作3~5分钟。

疏理任三焦法：膻中—中脘—神阙—天枢—气海—关元—水道，行点按、推擦手法，横向推拿腹直肌。

三阴经疏理法，五脏俞调理法。

【穴位点按手法】

点按膈俞、内关、合谷（均取双侧），各约1分钟。

穴位见图2-84，手法举例见图2-85、图2-86。

【承门绝技】

灵谷穴、三阴交、灵冲穴：点穴（细频震颤点按）、按揉，各5~10分钟。均取双侧穴位。

治验

郑某，女，23岁，教师。闭经5个月。检查：面色萎黄，无苔，脉沉细。诊断：闭经。依上方上法治疗8次告愈。

按语：本病属气血虚弱型，治则为益气补血，温经下血。肝、脾、肾俞为治闭经要穴。补脾俞能补脾生血，补肾俞能温肾壮阳，调肝俞以滋肝养血。中脘为胃之募穴，又是腑会之处，用补法能温升诸腑之阳气，又能温中健脾以养万物。气海统纳气机，补之能益气助阳。关元为三焦之气所发，又是小肠募穴，补之能温暖胞宫益三焦之气。三阴交能温三阴经之阳气。相关经筋得以疏理，相关经脉气血得以调畅，气血充足，故治疗后月经得以来潮。

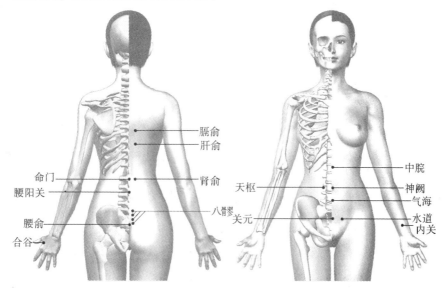

图2-84 闭经取穴

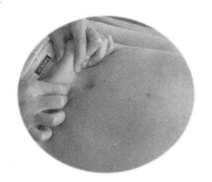

图2-85 拿捏小腹经筋

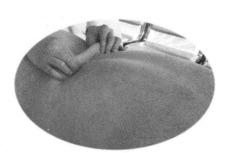

图2-86 拿捏肾俞

二十八、痛经

　　妇女在行经前后或正值行经期间，小腹及腰部疼痛，甚则剧痛难忍，常伴有面色苍白、头面冷汗淋漓等症，因其随着月经周期发作，故称为痛经或经行腹痛。子宫过度前倾或后倾、子宫颈口或子宫颈管狭窄、子宫内膜增厚、盆腔炎及子宫内膜异位等病症所引发的痛经，均属此范畴。

　　中医认为，痛经多因气滞血瘀、寒湿凝滞、气血虚损引起下焦气血的运行不畅所致。经水为血所化，血随气行，气血充沛，则气行血和，经行畅通，自无疼痛之患；若气滞血瘀或气虚血少，则经行不畅，不通则痛。其病患部位在胞宫。一般在经前、经期痛者属实，多以寒凝气滞为主；经后痛者为虚，多以肝肾亏虚为主。若痛时拒按多属实，当按揉腹部时，可有小腹部的皮下组织紧张、脐周胀满、压痛，腹部中、下段的皮下组织紧张感亦较明显，在脐下方之小腹或少腹可有硬结等反应物；若寒凝明显者，腹部的皮下软组织久按不温；喜按多属虚，腹部松软无力，按之即下陷，脐周胀满或压痛，可有脐下动气明显的感觉。另外，可伴有头痛、头晕、恶心乏力等症状。

易经筋推拿疗法

【易筋通经手法】

（1）首先检查患者腰骶椎关节错位情况，若有，行腰骶椎侧扳手法整复之（参考临床推拿手法的腰椎整复及经筋疏理方法）。

（2）循患者足太阴经、足厥阴经、足少阴经、足阳明经，行理筋疏导经气手法施治（参考十二经脉与十二经筋疏通法）。注意在行间与太冲之间、足弓附近查找筋结点。

（3）在患者腰骶椎附近查找经筋结节点或条索状物（筋结点）、脐周及下方小腹筋结点、八髎（双侧），施行：①点按（激发经气）手法。②按揉理筋（疏筋）手法、弹拨分筋手法。③拿捏养筋、推擦温筋手法，以产生温热感为度。操作3~5分钟。

（4）补命门：对患者左肾俞—命门—右肾俞行横向钳弓式拿捏，并推擦之（从八髎穴开始），行温补手法，操作3~5分钟。

五脏俞调理法，三阴经疏理法。

疏理任三焦法：膻中—中脘—神阙—天枢—气海—关元—水道。

临床施治时，注意上清下补手法。

【穴位点按手法】

点按公孙、太冲、内关、内外踝下后方筋结点、合谷（均取双侧），各约1分钟。若艾灸关元、八髎、三阴交，效果更佳。

穴位见图2-87，手法举例见图2-88、图2-89。

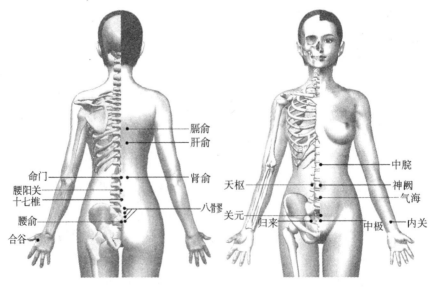

图2-87 痛经取穴

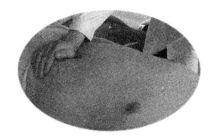
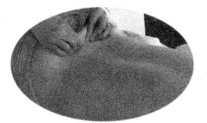

图 2-88 横推小腹经筋　　　　　　图 2-89 拿捏八髎穴

【承门绝技】

膻中、足临泣（双侧）：点穴（细频震颤点按）、按揉，各 5~10 分钟。

治验

金某，女，22 岁。患痛经 4 年，经前腹痛，经色紫黑成块，手足发热，伴有头痛，腰痛，乏力，食欲不振等症状，妇科检查无异常。口服镇痛、镇静等药物无效。诊断为痛经。用上述疗法施治后疼痛即止，3 次而愈，未再复发。

按语：本病属气滞血瘀型，治则为理气祛瘀，扶正止痛。中脘为胃之募穴，又是腑会之处，用补法能温升诸腑之阳气，又能温中健脾以养万物。气海统纳气机，为下焦之要穴，补之能益气助阳。关元为三焦之气所发，又是小肠募穴，补之能温暖胞宫益三焦之气。三阴交能温三阴经之阳气。相关经筋得以疏理，相关经脉气血得以调畅，气血充足。经行瘀散，血行痛止。

二十九、乳少

产后乳汁的分泌与乳腺的发育、胎盘的功能以及全身情况有密切关系。垂体功能低下或孕期胎盘功能不全，由于促性腺激素、促肾上腺皮质激素、生长激素以及雌、孕激素分泌不足，阻碍乳腺的发育，影响产后乳汁分泌。此外，精神因素或哺乳不当也可造成乳汁不分泌或分泌量减少。

临床着重辨虚实，治疗亦分虚实，并重视全身调治。

（1）气血虚弱：乳少，甚或全无，乳汁清稀，乳房柔软，无胀感，面色少华，神疲食少，舌淡少苔，脉虚细。多因脾胃素弱，生化之源不足，气血亏虚，不能化生乳汁而致。

（2）肝郁气滞：乳少，甚或全无，胸胁胀闷，情志抑郁不乐，乳房胀硬而痛，或有微热，食欲减退，舌质暗红，苔薄黄，脉弦细。多因产后情志抑郁，肝失条达，气机不畅，以致经脉涩滞，阻碍乳汁运行。

易经筋推拿疗法

【易筋通经手法】

（1）首先检查患者胸椎 4、5 节及胸椎 9、10 节关节错位情况，若有，用胸椎手法整复之（参考临床推拿手法的胸椎整复及经筋疏理方法）。

（2）患者仰卧位，循足太阴经、足厥阴经及足阳明经，行理筋疏导经气手法施治（参考十二经脉与十二经筋疏通法）。

（3）在背部胸椎附近查找经筋结节点或条索状物（筋结点）、肩井、膈俞、肝俞（均取患侧），施行：①点按（激发经气）手法。②按揉理筋（疏筋）手法、切拨分筋手法。③拿捏养筋、推擦温筋手法，以产生温热感为度。操作3~5分钟。

（4）督脉、夹脊穴疏理法，肩井疏理法。

任三焦疏理法：膻中—中脘—神阙—关元。

五脏募疏理法：巨阙—乳根—期门—章门—京门。

（5）乳房周围上下左右乳根部穴，分别点按、推揉手法，注意手法要轻柔，最好配合用吸乳器抽吸乳头。

【穴位点按手法】

点按合谷、内关、少泽，均取双侧，各约1分钟。

注意配合饮食调养，多食猪蹄（加通草适量做汤）、鲫鱼汤、糯米赤豆粥，口味宜淡不宜咸，忌食辛辣，保持心情舒畅。

穴位见图2-90，手法举例见图2-91、图2-92。

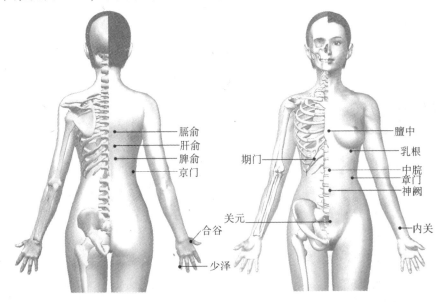

图2-90　乳少取穴

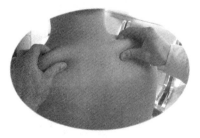

图2-91　揉捏肩井

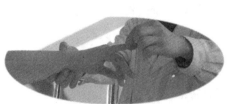

图2-92　按揉少泽

【承门绝技】

膻中、少泽（双侧）：点穴（细频震颤点按）、按揉，各5~10分钟。

治验

赵某，女，25岁，产后4个月乳汁一直量少，曾服中药无效。患者食少气短，有时心悸，四肢无力易疲劳。查体：面色苍白，乳房柔软、乳汁清稀，舌质淡红，脉细而缓。依上述疗法治疗3次，患者食量增多，乳汁增多，随访2个月，疗效巩固。

按语：本病属心脾两虚型，治则为补益心脾，通络下乳，用补法施治。取相关经筋疏通补脾胃益气血，内关、公孙可助心脾而调整运化功能，按膻中、合谷、少泽可益气通络。故上方合用则水谷得化，乳汁得生，本病自愈。

三十、子宫脱垂

子宫脱垂是指因支持组织的损伤、薄弱而使子宫从正常位置沿阴道下降。根据脱垂的程度可分为Ⅲ度。Ⅰ度：宫颈位于坐骨棘与阴道口之间的水平；Ⅱ度：宫颈或部分宫体脱出阴道口外；Ⅲ度：整个宫颈与宫体全脱出于阴道口外。Ⅱ度还可分为轻重两型。此分度统一了本病的诊断标准和疗效判断标准。本病多因分娩产伤、产褥期调摄不当及其他疾病引起腹压增加而致。

中医称本病为阴挺。主要是因气虚下陷与肾虚不固致胞络损伤，不能提摄子宫而致。该病只要预防得当，是可以避免发生的。

（1）气虚：子宫下移或脱出于阴道口外，劳则加剧，小腹下坠，四肢无力，少气懒言，面色少华，小便频数，带下量多，质稀色白，舌淡苔薄，脉虚细。多因产伤如难产、产程过长或临产时用力太过，或产后劳动过早，或持续性地用一种体位劳动，或慢性咳嗽，便秘等，以致脾虚气弱，中气下陷，不能提摄，而致阴挺下脱。

（2）肾虚：子宫下脱，腰酸腿软，小腹下坠，小便频数，夜间尤甚，头晕耳鸣，舌淡红，脉沉弱。多因素体虚弱，房劳多产，以致胞络损伤，子宫虚冷，摄纳无力，致令下脱。

易经筋推拿疗法

【易筋通经手法】

（1）首先，查患者腰骶椎关节紊乱情况，若有，行手法整复之。

（2）循患者足太阳经及足三阴经，行理筋疏导经气手法施治。

（3）在患者腰骶部寻找经筋结节点或条索状物（筋结点）、八髎（双侧），施行：①点按（激发经气）手法。②按揉理筋（疏筋）手法、弹拨分筋手法。③推擦养筋（温筋）手法，以产生温热感为度。操作3~5分钟。

（4）推命门（左肾俞—命门—右肾俞）行横向钳弓拿捏、纵向推擦经筋（从八髎穴开始），温补手法。操作3~5分钟。

督脉、夹脊穴疏理法，任三焦疏理法（注意横向提捏小腹经筋，并且从下至上推擦小腹），三阴经疏理法。

【穴位点按手法】

点按百会、太冲、足三里（均取双侧），各约1分钟。若艾灸百会、关元、八髎、三阴交，效果更佳。

穴位见图2-93，手法举例见图2-94、图2-95。

【承门绝技】

百会、足临泣（双侧）：点穴（细频震颤点按）、按揉，各5~10分钟。

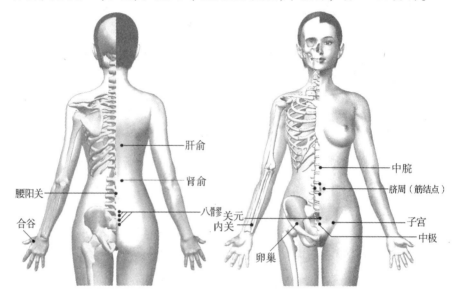

图2-93　子宫脱垂取穴

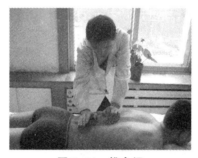

图2-94　推命门

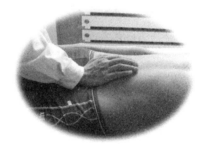

图2-95　推擦小腹经筋

治验

赵某，女，42岁，1998年1月17日初诊。1976年10月产后，工作劳累未能休息，冬季则感腰酸腿痛，肩、肘、膝关节酸楚不适，并感下腹坠重，曾服中药治疗，效果不显，故未能坚持治疗。1977年春季发现阴道口外生一物，状如鸡卵，色淡红而去医院诊治，确诊为子宫脱垂Ⅲ度，虽经治疗，亦迁延不愈。病者来诊时精神不振，语言低怯。头晕心悸，体倦乏力，腰膝酸软，时感隐痛，下腹坠重，站立行走均感不适，喜卧。阴道口有物时隐时出。面色淡白略黄，舌质淡，边有齿痕，苔薄，两脉细弱。

经上述方法 1 次后，感下腹坠重明显减轻，缓慢行走无不适之感。治疗 3 次后头晕减轻，未出现心悸，上下楼时下腹部未有不适感觉，腰酸痛明显减轻。针 9 次后曾去医院妇科复查，子宫已恢复正位。病者略有腰酸痛外，余症亦基本消失。

按语：本病属中医"阴挺下脱"范畴，气虚不摄是其本质，补气养血，升阳举气是其根本治法。通阳脉，益阴经，补命门，温下元，振肾阳。通过综合治疗，经筋得以调理，气血得以调畅，阳气充盈，胞宫复位。临床屡验。

三十一、癃闭

癃闭是指膀胱储满尿液，但病人不能随意解出的一种病症。腹部手术、颅脑病变、前列腺肥大、妊娠、结石、局部炎症、解痉药物的使用、精神紧张以及体位因素等都有可能引起本病。癃闭病者常有尿意而排不出小便，自感下腹胀痛，坐卧不安，下腹部可触及球状胀大之膀胱，叩诊呈浊音。是膀胱气化功能失常的表现。

（1）肾气不充：面色㿠白，腰膝疲软，神疲气怯，畏寒肢冷。多因命门火衰，不能鼓舞膀胱气化所致。

（2）膀胱湿热：下腹胀痛，口渴烦躁，大便不畅，多因湿热壅积阻遏膀胱气化所致。

（3）气机郁滞：胁腹胀满，情志忧郁，多烦善怒。多因肝气失于疏泄，肺气失于肃降，以致不能通调水道，下输膀胱所致。

（4）跌仆外伤：小腹胀满，多因筋脉瘀阻，膀胱气化不利所致。

易经筋推拿疗法

【易筋通经手法】

（1）首先检查患者胸椎、腰骶关节紊乱情况，若有，用侧扳手法整复之（参考临床推拿手法的胸、腰椎整复及经筋疏理方法）。

（2）患者先俯卧位、后仰卧位，循足太阳经、足三阴经行理筋疏导经气手法施治（参考十二经脉与十二经筋疏通法）。

（3）在患者腰骶部寻找筋结点（筋结点）、会阴穴附近筋结点，施行：①点按（激发经气）手法。②按揉理筋（疏筋）手法、切拨分筋手法。③推擦养筋（温筋）手法，以产生温热感为度。操作 3~5 分钟。

（4）仰卧位，疏理任三焦法：先按顺序点按揉中府—膻中—中脘—水分—气海—关元—中极，然后，用单手掌从脐部缓慢推按至关元至曲骨，手法从轻至重适宜，反复多次，直到尿液排出。

（5）仰卧位，三阴经疏理法：涌泉—照海—三阴交—阴陵泉。

穴位见图 2-96，手法举例见图 2-97、图 2-98。

【承门绝技】

百会、足临泣（双侧）：点穴（细频震颤点按）、按揉，各5～10分钟。

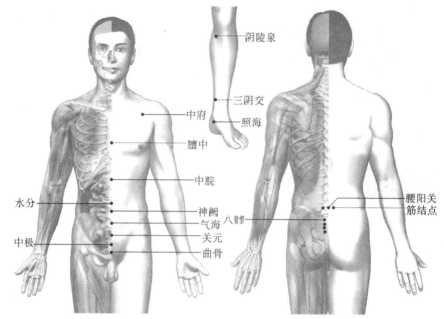

图2-96　癃闭取穴

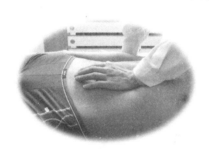

图2-97　推腹

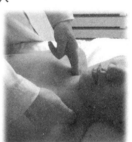

图2-98　点按中府

治验

曹某，男，78岁。主诉：小腹胀痛剧烈，排尿困难2天。病史：于2002年1月26日上午，患者自觉腹胀、腹痛，逐渐由轻转剧，经当地中医服中药1剂治疗未效。从发病起，2天1夜，剧痛难忍，并未片刻停止，饮食不进，不小便，于本月28日求诊。检查：营养发育尚佳，两颊潮红，表情痛苦，辗转不安，脉象细濡。心肺：听诊无异常，肝脾未触及，上腹部平坦，回盲部无压痛，小腹部膨胀拒按，叩呈浊音，当时初诊：尿潴留。经腹部彩超明确诊断：前列腺肥大伴尿潴留。按以上方法施治，按后约10分钟，患者自动小便，尿量约800毫升，从此疼痛停止而入睡。而后继续巩固治疗5次，饮食复如常，疼痛完全消失，小便基本正常。

按语：本病属中医"癃闭"范畴，膀胱湿热、气化不利型，治则为清热利湿通膀胱气机。故取相关经筋松解，整复错位椎体（在腰骶椎多见），疏通膀胱气机而通利小便；阴陵泉清利脾经湿热，不可不用。诸经筋穴配伍通气机、清湿热而达到小便利之目的。

遗尿是指 3 岁以上的人在睡眠时不知不觉地将小便尿在床上，又称"尿床"。轻者数晚一次，重者一夜数次。病者多为儿童，可有精神不振、食欲减退、消瘦等全身症状。本病多因肾气不足、下元虚冷所致。

（1）下元虚寒：夜间遗尿，小便清长，面色苍白，恶寒肢冷，腰酸腿软，舌质淡，脉沉细。此因肾阳不足、膀胱约束无权所致。

（2）脾肺气虚：夜间遗尿，四肢无力，面色苍白，神疲体倦，纳差便溏，尿频而量不多，舌淡脉缓。此因上虚不能制下、膀胱约束无权所致。

（3）肝经郁热：夜间遗尿，两胁不舒，性情急躁，小便黄臊，或有手足心热，唇红，苔薄黄，脉弦数。此因邪热郁于下焦、膀胱气机受阻所致。

易经筋推拿疗法

【易筋通经手法】

（1）循患者足少阴经、足太阳经，行理筋疏导经气手法施治（参考十二经脉与十二经筋疏通法）。

（2）注意纠正颈椎、胸椎、腰椎关节紊乱情况，若有，用侧扳手法整复之（参考临床推拿手法的腰椎整复及经筋疏理方法）。

（3）寻找背部督脉、夹脊穴、八髎穴，腘窝委中及内踝后下方筋结点，施行：①点按（激发经气）手法。②按揉理筋（疏筋）手法。③推擦养筋（温筋）手法，以产生温热感为度。操作 3~5 分钟。

（4）推命门：左肾俞—命门—右肾俞。

中下焦疏理法：巨阙—中脘—神阙—关元。

推足弓：参考足太阴经疏通法。

【穴位点按手法】

点按百会、四神聪，各约 1 分钟；百会、命门、关元，加灸 15 分钟，疗效更佳。

穴位见图 2-99，手法举例见图 2-100，图 2-101。

【承门绝技】

夜尿穴、百会穴：点穴（细频震颤点按）、按揉，各 5~10 分钟。

治验

杨某，女，14 岁。2002 年 11 月 9 日初诊。自诉从小至今，每夜尿床，白天劳累或多饮则夜间尿床往往增至 2 次，尿时毫无知觉。白天尿频，色澄清，淋漓不尽，稍有尿意则急而难禁，久经中西医治疗，未有效。经常头晕肢冷，腰膝酸痛。查体：舌淡红，中后白腻，脉沉细。诊断：夜尿。治以益气固肾。用上述方法施治，2 次后，夜里尿床似有知觉，又治疗 5 次，夜间已不再尿床。

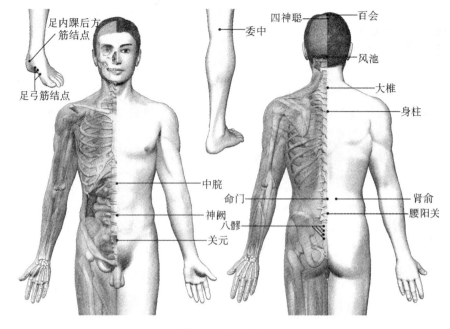

图 2-99　遗尿取穴

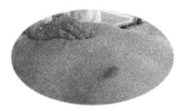

图 2-100　推擦脐腹

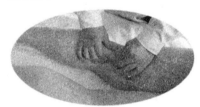

图 2-101　拿捏委中

按语：本病症属肾阳命门火衰，治则为补益肾阳。着重用足少阴经穴及足太阳经穴疏理，肾与膀胱相表里，肾主里，开窍于二阴，职司二便，肾气不足则膀胱虚冷而不能贮存津液，故尿频不禁。命门火衰，温化失常，故体寒肢冷，尿液澄清。对上述相关两经疏理温补之，能鼓舞下元以助膀胱制约之功。故 10 余年之痼疾，仅治疗 7 次而愈。

三十三、阳痿

阳事不举或举而不坚，称为阳痿，也称阴痿，是性功能低下的表现。本病多由于恣情纵欲，误犯手淫，以致肾精亏损，命门火衰，或由于思虑惊恐，损伤心肾所致。也有因湿热下注，宗筋弛纵得病者，但属少见。

（1）命门火衰：面色㿠白，阳事不举，腰膝酸软，头晕目眩，舌淡苔白，脉沉细。此乃肾精亏损所致。

（2）心脾受损：阳事难举，夜不安眠，纳差便溏，面色不华，舌淡苔薄腻，脉细。多因思虑伤脾，血不荣筋所致。

（3）湿热下注：阳事可举，但短暂不坚，阴囊潮湿，下肢酸重，小便黄赤，舌苔黄腻，脉象濡数。此乃湿热之邪流注下焦，致使宗筋弛纵之证。

易经筋推拿疗法

【易筋通经手法】

（1）首先检查患者腰骶关节紊乱情况，若有，用腰骶椎侧扳手法整复之（参考临床推拿手法的腰椎整复及经筋疏理方法）。

（2）循患者足太阳经、足少阴经和足厥阴经，行理筋疏导经气手法施治。

（3）查找患者腰骶椎附近经筋结节点或条索状物（筋结点）、八髎穴（双侧），施行：①点按（激发经气）手法。②按揉理筋（疏筋）手法、弹拨分筋手法。③拿捏养筋、推擦温筋手法，以产生温热感为度。操作3~5分钟。

（4）推命门：左肾俞—命门—右肾俞；推天门：印堂—神庭—上星—百会—四神聪。

督脉、夹脊穴疏理法：腰阳关—命门—脊中—至阳—灵台—大椎。

任三焦疏理法：膻中—巨阙—中脘—神阙—关元—曲骨。

若伴有前列腺疾病患者加按揉会阴处筋结点。

【穴位点按手法】

点按申脉对照海、绝骨对三阴交、阳陵泉对阴陵泉、神门，各约1分钟。

穴位见图2-102，手法举例见图2-103、图2-104。

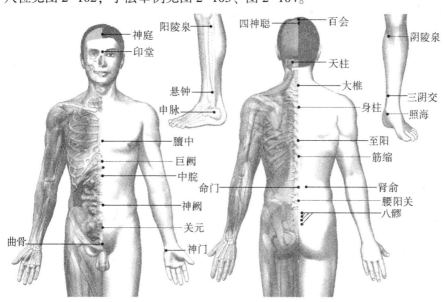

图2-102 阳痿取穴

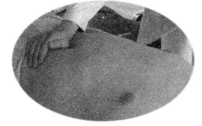

图2-103 横推小腹经筋

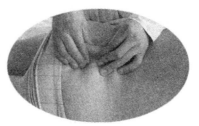

图2-104 捏揉八髎

【承门绝技】

百会、长强、壮肾穴（肘尖上方 1.5 寸敏感点）：点穴（细频震颤点按）、按揉，各 5~10 分钟。

三十四、中风后遗症

脑血管意外引起的中风后遗症患者，以中、老年人居多。患者多有高血压病史，以单侧的肢体瘫痪、口眼㖞斜、舌强失语为主证。患病初期肢体软弱无力，知觉迟钝或稍有强硬，活动功能受限，以后则逐渐趋于强直、挛急。脑血管意外的中风患者，一旦病情稳定，就应当即刻进行按摩治疗及被动运动，当患者有主动运动时，还应当尽量进行科学康复疗法，以防出现关节及肌肉挛缩、肌肉萎缩，对失语患者还要加强言语方面的康复训练。

易经筋推拿疗法

【易筋通经手法】

（1）循患者周身手足三阳经、手足三阴经，行理筋疏导经气手法，先健侧肢体 1 遍，后患侧肢体 3 遍。在疏通十二经脉与十二经筋的同时，查找患者颈椎、胸椎、腰椎关节紊乱情况，若有，用侧扳手法整复之。

（2）查找健侧头部、患侧颈部、腰背部经筋结节点、上下肢肌肉僵硬处，施行：①点按（激发经气）手法。②按揉理筋（疏筋）手法、弹拨分筋手法。③拿捏养筋、推擦温筋手法，以产生温热感为度。每穴 1~2 分钟。

（3）推天门：印堂—神庭—上星—百会，枕下线疏理法。

背部督脉、夹脊穴疏理法，任三焦疏理法，坐骨神经疏理法，阴阳跷脉疏理法。

【穴位点按手法】

点按偏瘫穴、风府对廉泉，八风八邪、十二井穴，各约 1 分钟。

穴位见图 2-105，手法举例见图 2-106~图 2-108。

【承门绝技】

健侧治风 5 穴（指背侧五指指间横纹中点）、治瘫 4 穴〔手足背掌（跖）骨叉骨间敏感点〕：点穴（细频震颤点按）、按揉，各 2 分钟。

治验

某男，56 岁。脑出血后遗症。舌强语謇，左侧上下肢肌肉僵硬，活动不灵活，脉弦滑，苔浊腻。按上法操作治疗 5 次而愈。

按语： 本病属中医"中风"范畴，后遗症痰火上犯型，治则为清泻痰火，疏通周身经筋。取手足阳明经，因阳明为多气多血之经；取三阳经，以阳明为主治关键，风病多在阳经。因此，取手足三阳经具有调和经脉、疏通气血作用。另外，通过按揉刺激十二井穴（手指、足趾两侧经筋头）可以达到既止（颅内）出血又散血

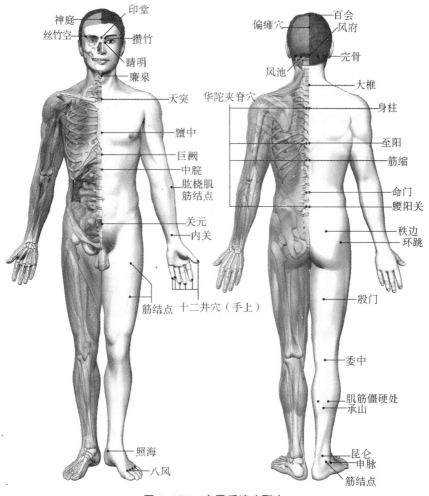

神庭　印堂　　百会　偏瘫穴　风府
丝竹空　攒竹　　　　　风池　完骨
睛明　　　　　　　　大椎
廉泉　　　　　　　　身柱
天突　　华陀夹脊穴　至阳
膻中　　　　　　　　筋缩
巨阙　　　　　　　　命门
中脘　　　　　　　　腰阳关
肱桡肌筋结点　　　　秩边
　　　　　　　　　　环跳
关元
内关　　　　　　　　殷门
筋结点　十二井穴（手上）
　　　　　　　　　　委中
　　　　　　　　　　肌筋僵硬处
　　　　　　　　　　承山
照海　　　　　　　　昆仑
八风　　　　　　　　申脉
　　　　　　　　　　筋结点

图 2-105　中风后遗症取穴

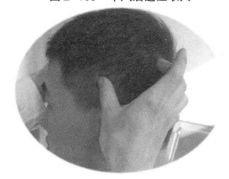

图 2-106　弹拨颞侧筋结点

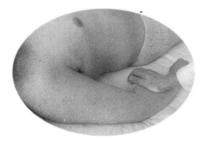

图 2-107　按揉肱桡肌

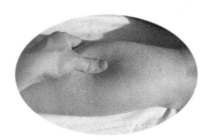

图 2-108　拿捏腓肠肌

承门中医推拿宝典

第二部分　常见疾病易经筋推拿疗法

121

瘀的作用，并且还能开窍醒脑。

心主神明，开窍于舌，心之别络系舌本，取枕下线和廉泉对脑血管意外所致的舌强语謇症状早期恢复，可收良效。

三十五、项背肌筋膜炎

项背肌筋膜炎中医又称项背痛，通常是指因筋膜、肌肉、肌腱和韧带等软组织的损伤性炎症，引起的项背部疼痛、僵硬、运动受限和软弱无力等一系列症状。

由于长期劳累、局部感受寒邪等原因，或急性损伤后迁延不愈，则引起项背部肌筋膜逐渐纤维化，可产生纤维小结，形成瘢痕。发作时因炎性渗出物中的致痛物质刺激而引起疼痛。

（1）症状：有项背部慢性劳损史，表现为项部及上背部疼痛，并牵涉两肩胛之间，以一侧为甚。晨起或感寒气后加重，活动或遇热则减轻。

（2）体征：项背部活动受限，触诊表现肌紧张，压痛广泛。

（3）辅助检查：实验室检查血沉和抗"O"可稍高或正常。X线检查无异常。

易经筋推拿疗法

【易筋通经手法】

（1）首先检查患者颈椎4至胸椎7关节紊乱情况，若有，行颈、胸椎手法整复之（参考临床推拿手法的颈、胸椎整复及经筋疏理方法）。

（2）循患侧颈、肩、臂、手部手三阳经，行理筋疏导经气手法施治。

（3）查找患者肩颈背部经筋结节点或条索状物（局部筋结点），肱桡肌和肱肌筋结点，施行：①点按（激发经气）手法。②按揉理筋（疏筋）手法、弹拨分筋手法。③拿捏养筋、推擦温筋手法，以产生温热感为度。操作3~5分钟。

（4）肩井疏理法（肩胛提肌、斜方肌、颈肌、冈上肌），行钳弓拿捏、按揉、推擦手法。操作2~4分钟。

督脉、夹脊穴疏理法（参考特殊推拿手法内容）。

【穴位点按手法】

疏理腘窝附近和足内外踝后下筋结点（均取双侧），各约1分钟。

穴位见图2-109，手法举例见图2-110~图2-112。

【承门绝技】

跗阳、合阳穴：同时点穴（细频震颤点按）、按揉，各5~10分钟。取同侧穴位。点穴内外踝后敏感点也有意想不到的效果。

治验

李某，女，45岁，2006年1月3日就诊，间歇性后颈背部抽痛3年余。3年前无任何诱因后颈部阵发性抽痛，每日3~6次不等，发作时抽痛多向肩背部放射，且

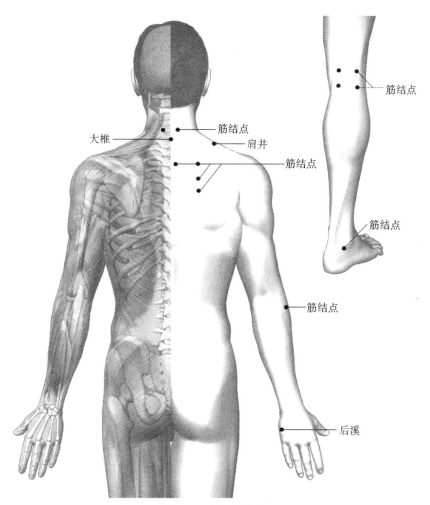

大椎

筋结点

肩井

筋结点

筋结点

筋结点

筋结点

筋结点

后溪

图 2-109　项背肌筋膜炎取穴

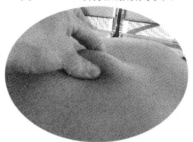

图 2-110　拿捏肩背肌筋

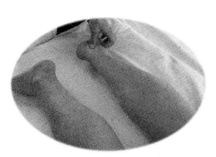

图 2-111　按揉外踝后下方筋结点

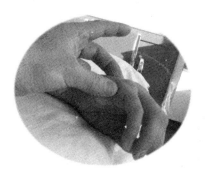

图 2-112　按揉后溪

伴头昏、目痛，局部困重不适。近 10 天频繁发作，渐为持续性，内服药物无效。舌淡，苔薄白，脉弦。诊断：项背痛。依上述方法治疗 1 次即告痊愈，2 个月后随访，未见复发。

按语：本病属中医"痹证"范畴，气血郁滞型。治则为活血通络止痛。本方强调首先整复颈椎，以便配合相关经筋疏理，疏通患处经气，以达到"通则不痛"的目的。另外，侧重疏解太阳经气，活络止痛，奏效速捷。

三十六、肋软骨炎

肋软骨炎多发于青壮年，女性较为多见。病痛的好发部位多在第 2~第 6 肋软骨的部分，并且以第 2 肋软骨处最为常见。临床多表现为肋软骨增大、隆起，局部疼痛及压痛，严重时，咳嗽、深呼吸以及同侧上肢的运动，均会使疼痛加重。多与外感风寒、风热之邪，或是胸胁部的扭挫伤有关。

因肋骨与胸椎直接接触，所以肋软骨的病痛必然与其相联系的胸椎有关。一般而言，外感之邪多易侵犯第 1、第 3 肋软骨，胸椎的错位亦在胸椎 2、3。当一侧上肢用力持物时，与上肢紧密相连的胸椎上段就会受到直接的牵拉，在偏侧用力过大、过久之下，会引发胸椎的错位；若患者有明显的外伤史，多以胸椎 4、5 的棘突的偏歪为主。

易经筋推拿疗法

【易筋通经手法】

（1）首先检查患者胸椎 2~5 关节紊乱情况，若有，取坐位扩胸扳法整复之。扳双肩时常听到"咔"声为复位标准（参考胸椎整复及经筋疏理方法）。

（2）循患者颈背腰部足太阳经、胸腹足阳明经，行理筋疏导经气手法施治（参考十二经脉与十二经筋疏通法）。

（3）肋软骨局部筋结点（筋结点），施行：①点按（激发经气）手法。②按揉（疏筋）手法、切拨分筋手法。③推擦养筋（温筋）手法，产生温热感为度。操作 3~5 分钟。

注意：筋结点手法从轻到重，从周围至中央，逐步解锁散结消肿。

（4）督脉、夹脊穴疏理法，任三焦疏理法：天突—膻中—中脘—关元。

宽胸理气调理法：大陵—内关—曲泽。

【穴位点按手法】

点按公孙、太冲，均取双侧，各约 1 分钟。

穴位见图 2-113，手法举例见图 2-114~图 2-116。

【承门绝技】

健侧尺泽、外劳宫（附近敏感点）：点穴（细频震颤点按）、按揉，各 5~10 分钟。

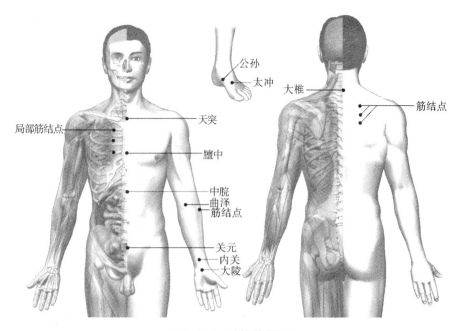

公孙
太冲
大椎
筋结点
天突
局部筋结点
膻中
中脘
曲泽
筋结点
关元
内关
大陵

图 2-113　肋软骨炎取穴

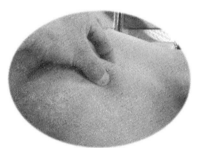

图 2-114　按揉肋软骨筋结点

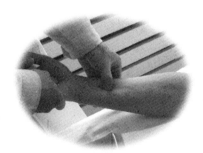

图 2-115　按揉内关

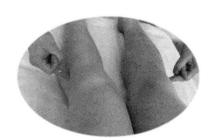

图 2-116　按揉阳陵泉

三十七、桡骨茎突腱鞘炎

　　桡骨茎突腱鞘炎是拇指活动受限，桡骨茎突周围有疼痛，局部有轻度肿胀、压痛。多见于家庭妇女。

　　本症多在腕或指部受到经常、持久性的活动或短期内活动过度所致。与职业有一定关联，症状表现上以桡骨茎突处的疼痛为特点。

承门中医推拿宝典

第二部分　常见疾病易经筋推拿疗法

125

在桡骨下端的茎突上有一腱鞘，外展拇长肌腱与拇短肌腱通过其鞘内。对指、腕活动过多的人来说，两条肌腱在鞘内不断地活动、摩擦，当受到寒凉等不良因素的刺激时，易引起腱鞘及肌腱劳损性的炎性水肿，进而影响到拇指的功能活动，以及造成局部的肿胀、疼痛。

易经筋推拿疗法

【易筋通经手法】

（1）首先检查胸椎2~3节紊乱情况，若有，用侧扳手法整复之（参考临床推拿手法的胸椎整复及经筋疏理方法）。

（2）循患侧颈、肩、臂、手部手阳明、手太阴经，行理筋疏导经气手法施治（参考十二经脉与十二经筋疏通法）。

（3）查找腕关节桡侧筋结点、肱桡肌筋结点，施行：①点按（激发经气）手法。②按揉理筋（疏筋）手法、切拨分筋手法。③推擦养筋（温筋）手法，以产生温热感为度。操作3~5分钟。然后用一手缓慢环旋、摆动拇指，幅度宜大，约1分钟。

【穴位点按手法】

点按解溪（对侧）、中府（同侧），各约1分钟。

穴位见图2-117，手法举例见图2-118、图2-119。

【承门绝技】

足内外踝前（健侧）：点穴（细频震颤点按）、按揉，各5~10分钟。

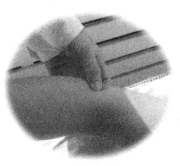

图2-118 弹拨肱桡肌筋结点

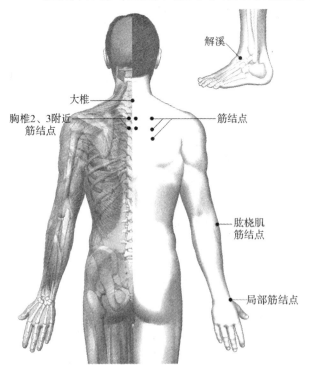

图2-117 桡骨茎突腱鞘炎取穴

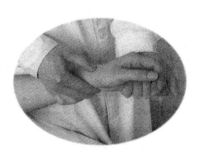

图2-119 点按局部筋结点

三十八、网球肘

网球肘又称肱骨外上髁炎。本症最早多在网球运动员中发生，故习惯以网球肘称之。可因各种急、慢性损伤致病，往往与肘、腕部的不合理用力有关。本病多无明显外伤史，肘外侧的疼痛有时可牵及整个前臂或上臂，劳累后疼痛加剧，严重时不能端、提重物或扫地等。局部肿胀、压痛，网球肘试验为阳性。

网球肘多因反复而持久地向某一侧旋转前臂、屈伸肘关节时，使肱骨外上髁处产生劳损。端炒勺、拧衣服或剁菜、打乒乓球和网球运动等都可引起。不论何种外伤或反复劳损所致的肱骨外上髁周围的软组织无菌性炎症，都对其邻近的肱桡韧带及关节滑膜产生直接影响，并产生局部疼痛、痉挛等病理变化。

易经筋推拿疗法

【易筋通经手法】

（1）首先检查患者胸椎2~3节紊乱情况，若有，行扩胸扳肩手法整复之（参考临床推拿手法的胸椎整复及经筋疏理方法）。

（2）循患侧颈、肩、臂、手部手阳明经，行理筋疏导经气手法施治。

（3）查找患肢肘部经筋结节点（局部筋结点），肱桡肌和肱肌筋结点，施行：①点按（激发经气）手法。②按揉理筋（疏筋）手法、弹拨分筋手法。③推擦养筋（温筋）手法，以产生温热感为度。操作3~5分钟。

【穴位点按手法】

点按犊鼻、足三里、阳陵泉，均取对侧，各约1分钟。

穴位见图2-120，手法举例见图2-121~图2-123。

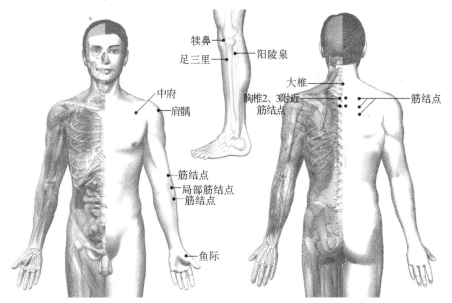

图2-120 网球肘取穴

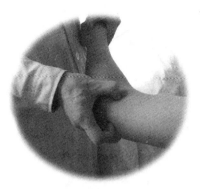

图 2-121　切拨局部压痛点（筋结点）

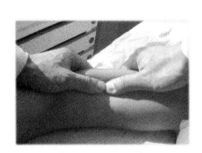

图 2-122　按揉肱肌筋结点

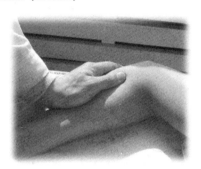

图 2-123　弹拨肱桡肌筋结点

【承门绝技】

健侧梁丘（附近敏感点）、阴陵泉（附近敏感点）：点穴（细频震颤点按）、按揉，各 5~10 分钟。配合活动前臂。

三十九、胸椎关节紊乱综合征

胸椎关节紊乱综合征在临床上多称背肌劳损。不论是体力劳动者，还是脑力劳动者，本病均很常见，随着年龄的增长，发病率也在增高。祖国医学多称背痛。

本病多在姿势不当的情况下发生，如习惯性姿势不良或驼背，长期处于单一姿势下工作的电脑操作员、摄影师、写作绘画者、会计、牙医、护士等，或是背部急性软组织损伤未获及时治疗，以及感受风寒湿邪、患有胃肠功能紊乱症等，均可能导致胸椎关节的紊乱，由此产生出背痛等一系列症状。不论何种原因所致的胸椎关节紊乱，均可以发现多个脊椎节段的紊乱。紊乱在外感时多见于胸椎上段；姿势不当者，随持续疲劳的体态不同，其紊乱见于胸椎的任何部分；而胃肠功能紊乱者，多以胸椎中、下段的紊乱为主。

临床上以单侧或双侧背部疼痛、背部困重、僵硬不适为主要表现形式。症状时轻时重，往往与气候变化相关。严重者可有肋间神经痛和胸、腹部的放射样疼痛等。病痛发生于背的上半部分，多伴随颈椎病，而发生在下半部分时，多有腰肌劳损。

易经筋推拿疗法

【易筋通经手法】

（1）首先检查患者胸椎关节紊乱情况，若有，先做背部肌肉放松手法，然后用旋转扳肩法整复之。扳肩旋转时常听到"咔"声为复位标准。胸椎上段紊乱时可行扩胸扳法或斜扳颈法。

（2）循患者足太阳经行理筋疏导经气手法施治（参考十二经脉与十二经筋疏通法）。

（3）寻找肩背部胸椎附近筋结点，施行：①点按（激发经气）手法。②按揉理筋（疏筋）手法、切拨分筋手法。③拿捏养筋、推擦温筋手法，以产生温热感为度。操作3~5分钟。

（4）督脉、夹脊穴疏理法，肩井疏理法，坐骨神经疏理法。

【穴位点按手法】

点按后溪、阳陵泉，各约1分钟。

穴位见图2-124，手法举例见图2-125、图2-126。

【承门绝技】

腰背一穴（三里外桡骨缘敏感点）、腰背二穴（手背第3、第4掌骨叉骨间敏感点）：点穴（细频震颤点按）、按揉，各5~10分钟。配合放松并且左右旋转胸椎。

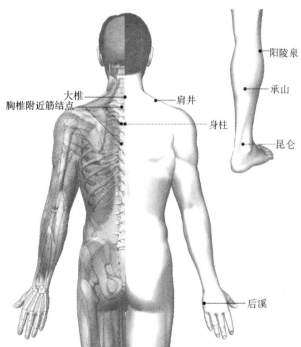

图 2-124　胸椎关节紊乱综合征取穴

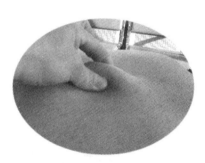

图 2-125　拿捏胸椎附近经筋

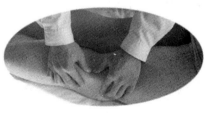

图 2-126　推按腘窝外侧筋结点

四十、腰肌劳损

腰肌劳损男性居多，常在 25 岁以上发病，多有各种腰部急、慢性损伤史或风寒湿邪侵入史。腰痛缠绵不愈，时轻时重，可反复发作，久坐、久立或劳累后加重，休息则减轻，腰痛往往在凌晨发作或是被痛醒，当活动腰部之后疼痛减轻，之后才能再入睡。

疼痛的轻重还与气候变化有关。有习惯性姿势不良、工作及生活中长期维持某一不均衡体位或是急性腰骶部损伤未能妥善处理，或是先天性畸形，如隐性骶椎裂、单侧腰椎骶化、两侧的腰骶关节不对称等，均可引起腰肌弹性不良、僵硬、酸痛。我们把这些以腰部疼痛为主的退化、劳损性病痛通称为腰肌劳损。

易经筋推拿疗法

【易筋通经手法】

（1）首先检查患者腰椎 4、5、骶 1 关节错位情况，若有，用腰骶椎侧扳手法整复之（参考临床推拿手法的腰椎整复及经筋疏理方法）。

（2）患者俯卧位，循患者足太阳经行理筋疏导经气手法施治（参考十二经脉与十二经筋疏通法）。侧重查找腘窝附近及足外踝下后方筋结点。

（3）查找腰椎棘突间及两侧肌肉经筋穴（僵硬筋结点）、膈俞（双侧），施行：①点按（激发经气）手法。②按揉理筋（疏筋）手法、切拨分筋手法。③拿捏养筋、推擦温筋手法，以产生温热感为度。操作 3~5 分钟。

（4）督脉、夹脊穴疏理法，推命门温补法。

（5）推拿手法后，可配合刺血拔罐疗法，疗效更佳（选腰部筋结点、膈俞、委中）。

【穴位点按手法】

点按水沟或印堂穴，约 1 分钟。

穴位见图 2-127，手法举例见图 2-128、图 2-129。

【承门绝技】

跗阳、合阳二穴：同时点穴（细频震颤点按）、按揉，各 5~10 分钟。取双侧穴位。

四十一、急性腰扭伤

急性腰扭伤是指人们在日常生活或活动中，突然发生腰部功能严重障碍的一种急性损伤性腰痛，俗称"闪腰"。腰部活动不慎，患部立即出现剧烈疼痛，腰部僵硬不能翻动，疼痛持续，休息也不能消除，止痛药一般无效。共同表现为剧烈疼痛，腰部僵硬，不能活动。

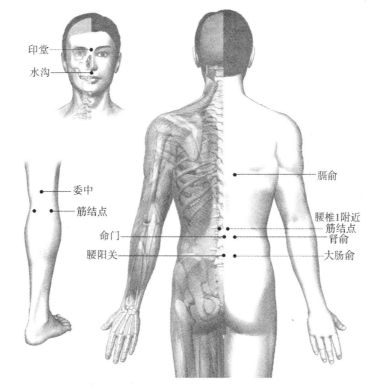

印堂
水沟
委中
筋结点
命门
腰阳关

膈俞
腰椎1附近
筋结点
肾俞
大肠俞

图 2-127　腰肌劳损取穴

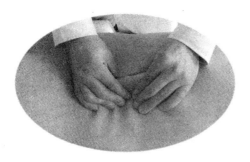

图 2-128　揉捏腰肌经筋

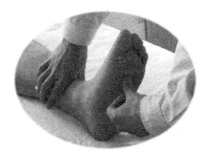

图 2-129　拿捏委中

　　腰部急性扭伤包括肌肉、韧带、筋膜、小关节、椎间盘等组织的急性损伤，90%发生在腰骶关节或骶髂关节，是常见病，男性多于女性。

易经筋推拿疗法

【易筋通经手法】

　　（1）首先循患者背腰腿部足太阳经、足少阳经，行理筋疏导经气手法施治（参考十二经脉与十二经筋疏通法）。目的是放松腰腿部经筋，疏通血脉。

　　（2）检查患者腰骶椎关节错位情况，若有，行腰骶椎侧扳手法整复之（参考临床推拿手法的腰椎整复及经筋疏理方法）。

　　（3）在患者腰部寻找结节点或条索状物（筋结点）、肾俞、大肠俞（患侧），施行：①点按（激发经气）手法。②按揉理筋（疏筋）手法、切拨分筋手法。③推擦养筋（温筋）手法，以产生温热感为度。操作3~5分钟。

（4）腘窝处筋结点、腓肠肌内外侧筋结点、外踝下后方筋结点疏理之。

【穴位点按手法】

点按养老、后溪，均取双侧，各约 1 分钟。点按养老穴时，让患者站立，慢慢活动腰部，动作由慢到快、幅度由小到大，疗效非常满意。

穴位见图 2-130，手法举例见图 2-131、图 2-132。

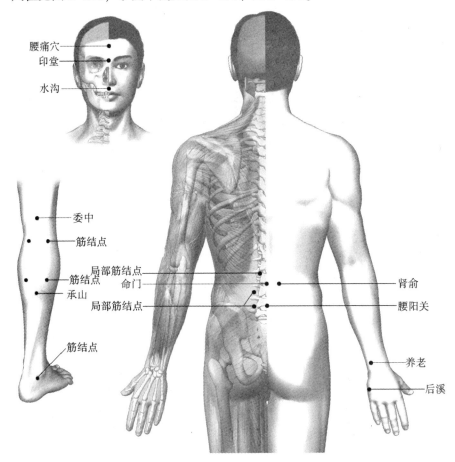

图 2-130　急性腰扭伤取穴

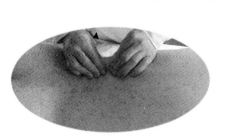

图 2-131　捏揉腰肌经筋

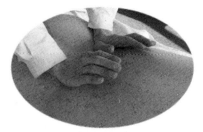

图 2-132　推擦局部筋结点

【承门绝技】

跗阳、合阳二穴：同时点穴（细频震颤点按）、按揉，各 5~10 分钟。取同侧穴位。可以配合健侧中渚上方腰腿穴。

【生活注意】

（1）治疗后，注意保持正确姿势，加强背部肌肉锻炼。

（2）近期禁止做剧烈运动或搬重物。

治验

徐某，男，46岁，工人。因搬运重物不小心将腰闪伤。当时疼痛难忍，腰不能直，亦不能弯，行步困难，活动时疼痛加重。

查体：患者不能直腰，呻吟不止，需人扶持。腰4、5椎体处及两侧软组织均有压痛，但以腰4、腰5椎体处疼痛明显。诊断为急性腰扭伤。给予上述疗法施治，仅治疗1次后，自述疼痛大减，活动基本正常，次日即上班工作。

按语：本病属中医"腰痛"范畴，气血阻滞型，治则为舒筋活络止痛，松解局部肌肉之过度紧张，故治疗功效得以显著。

四十二、腰椎间盘突出症

腰椎间盘突出症是由于椎间盘本身的病变，急性损伤、慢性劳损等因素使纤维环破裂、髓核组织突向椎管内压迫神经根所致。又因局部充血、水肿等无菌性炎症反应，使神经根进一步受压，应激性增高，从而出现一系列的临床综合表现，是一种常见病。好发于20~50岁的青壮年，现今老年也很多见。部位以腰4、5至骶1椎间盘突出最常见。根据髓核突出的形态和程度，大致可分为3型，即突出型、破裂型和游离型。

该症多表现为腰腿部疼痛，呈放射状，并沿坐骨神经向下放射，一般为钝痛、刺痛或放射性疼痛。当行走、站立、咳嗽或负重劳累时症状加重，多数患者经卧床休息后症状缓解。如向椎管内突出，可压迫马尾神经出现部分性双下肢瘫痪、会阴部麻木和大小便功能障碍，病程长者可出现小腿、足背外侧、足跟和足底外侧麻木。发病男性多于女性，好发部位多在腰4、5和骶1椎间盘，常伴有下肢肌肉萎缩、间歇性跛行。

脊椎姿势多发生改变，约90%以上有不同程度的脊椎侧弯、平腰或呈后凸状，脊柱运动受限（后伸限制更显著）。侧弯能使神经根松弛，疼痛减轻。

1. 检查体征

（1）腰椎棘突旁筋结点及阳性反应物：患者俯卧于床，放松腰部肌肉，检查者沿腰部棘突两侧按压，若有椎间盘突出，其相应椎旁肌肉明显变硬，呈条索状，并有明显筋结点。疼痛沿坐骨神经分布区向下肢放射，称为放射性压痛。

（2）直腿抬高试验阳性：患肢直腿抬高时，出现腰部及患肢疼痛为阳性。此病多数患者为阳性，这是由于直腿抬高时坐骨神经受到牵拉刺激所致。

（3）神经牵拉试验阳性：病人俯卧位，双下肢伸直，一手托膝前部并向上提托，大腿前侧股神经分布区牵拉放射疼痛为阳性，常见于腰2、3和腰3、4椎间盘突出症。

（4）仰卧挺腹试验阳性：病人仰卧于床，双下肢伸直，做提臀挺腹动作，使腰、背、臀部离开床面，仅以头及双足支撑身体。如出现腰及下肢放射性疼痛，即为阳性。

2. 影像学检查

腰椎间盘突出症的影像学检查，包括 X 线平片、计算机体层扫描（CT）、磁共振成像检查（MRI）等，可以进一步明确诊断。

易经筋推拿疗法

【易筋通经手法】

（1）首先循患者足太阳经、足少阳经，行理筋疏导经气手法施治（参考十二经脉与十二经筋疏通法）。

（2）患者侧卧床上，行腰椎 4、骶椎 1 关节旋转侧扳手法整复。上面的大腿前伸放于床缘边上，下面的大腿伸直。医者一手往后推肩前部，另一手扶持臀部轻轻往前推压，常听到"咔"的一声。然后患者改另一侧卧，按照上述操作方法进行推、压侧扳手法，告毕。

（3）腰椎 4、5 或腰椎 5、骶椎 1 棘突旁附近经筋结节点或条索状物（筋结点），从臀部到腿到足疼痛线上，逐一寻找经筋结节点及条索状物（筋结点），从上至下逐点，施行：①点按（激发经气）手法。②按揉理筋（疏筋）手法、切拨分筋手法。③拿捏养筋、推擦温筋手法，以产生温热感为度。操作 3~5 分钟。可以配合毫针、微火针快速散刺后拔火罐，疗效更佳，以达到充分解锁减压，松筋止痛之目的。

（4）坐骨神经疏理法：腿后侧疼痛（沿足太阳经）：秩边、承扶、委中、承山、昆仑穴，各约 1 分钟；腿外侧疼痛（沿足少阳经）：环跳、风市、阳陵泉、绝骨、丘墟、足临泣，各约 1 分钟。

【穴位点按手法】

点按腰十七椎下患侧、胞肓、大肠俞、鱼际，手法点按刺激，疼痛很快可以减轻。穴位见图 2-133，手法举例见图 2-134~图 2-136。

【承门绝技】

健侧尺泽、腰腿穴、患侧足临泣：点穴（细频震颤点按）、按揉，各 5~10 分钟。

治验

邢某，男，43 岁，患者腰痛半年余。曾有扭伤腰部史，右侧腰部痛重，不敢伸直，牵扯右髋腿亦痛甚，不敢久坐，行动困难，夜间痛甚，影响睡眠，阴冷天气加重。患者经 2 次治疗后疼痛减轻，行动较前灵活，治疗 5 次后，腰部已能伸直。经过 16 次治疗疼痛基本消失，直腿抬高试验阴性。

按语：本病属中医"腰痛"范畴，痛痹，治则为宣痹止痛。治疗取足太阳经、足少阳经以补肾壮腰脊，肾阳充足，经血畅通，外邪得驱。配合整复腰骶椎关节，疏通相关经筋，最后得以舒筋活血，通络止痛。

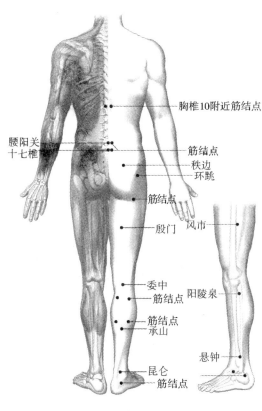

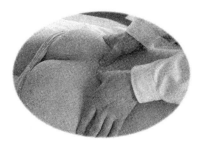

图 2-134　推按腰十七椎下

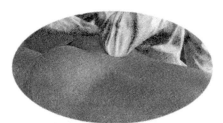

图 2-135　肘按胞肓

胸椎10附近筋结点

腰阳关
十七椎

筋结点
秩边
环跳

筋结点

殷门

风市

委中
筋结点

阳陵泉

筋结点
承山

悬钟

昆仑
筋结点

图 2-133　腰椎间盘突出症取穴

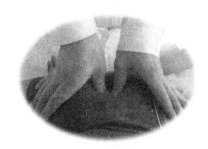

图 2-136　按压环跳

四十三、骶髂关节病

　　骶髂关节病常见于关节错位和骶髂关节炎。骶髂关节错位多见于急性损伤，并有明显外伤史，腰骶部急性剧烈疼痛，转动不灵活，常以健侧负重。站立时，躯干向患侧倾斜，行走时，多用手扶住髋部；若为慢性损伤或骶髂关节炎症，则以骶部困痛为主，局部可有广泛的压痛及条索状异常反应物，骶髂关节炎 X 线检查可有异常表现。

　　骶髂关节的损伤较为多见。中医学中的腰包括了腰部和骶部，所以骶髂关节的急性损伤属中医腰扭伤的范畴，其慢性劳损则包括在腰肌劳损之内。然而，由于骶髂关节疼痛的常见性、位置的特殊性，笔者把它单独列出来。

易经筋推拿疗法

【易筋通经手法】

　　（1）首先检查患者腰椎及骶髂关节错位情况，若有，手法整复之（用骶髂关节旋转侧扳手法复位，以听到"咔"声为复位标准）。

　　（2）循患侧腰骶部及下肢足太阳经、足少阳经，行理筋疏导经气手法施治（参考十二经脉与十二经筋疏通法）。

（3）寻找患者腰骶部经筋结节状或条索状（筋结点），小肠俞、关元俞（患侧），施行：①点按（激发经气）手法。②按揉理筋（疏筋）、切拨分筋手法。③推擦养筋（温筋）手法，以产生温热感为度。操作 3~5 分钟。

【穴位点按手法】

点按腰十七椎下、后溪、阳陵泉，各约 1 分钟。

穴位见图 2-137，手法举例见图 2-138、图 2-139。

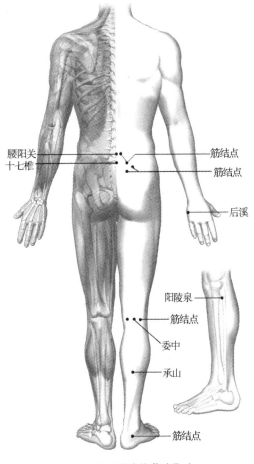

图 2-137　骶髂关节病取穴

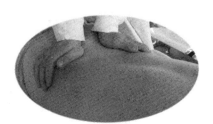

图 2-138　按压骶髂关节

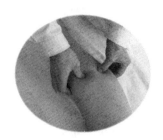

图 2-139　揉捏腓肠肌筋结点

【承门绝技】

健侧腰膝穴（小海穴下 1 寸尺骨缘敏感点）：点穴（细频震颤点按）、按揉，5~10 分钟。

治验

某国际友人，男，20 岁，2000 年 2 月 20 日初诊。

主诉： 腰骶部疼痛 2 天。病史：前日下午 6 时，在运动场踢足球，抢球时，右腿带球和对方交锋时闪了一下，当即感觉右腰骶部疼痛，活动受限，行动困难，痛向腿部放散。

查体：右腰骶部肌肉紧张，右骶髂关节附近压痛明显，出现经筋结节点，弯腰时疼痛加重。

按以上方法，共治疗2次，休息2天，一切恢复正常，继续参加足球运动。

按语：祖国医学认为是经筋损伤，关节错位，经络气血瘀阻，故而局部疼痛，活动困难。按循经疏理，整复关节，调畅气血，通经活络，结消痛止，功能恢复正常。

四十四、梨状肌综合征

梨状肌综合征是指梨状肌损伤后疼痛表现为一侧臀部剧痛，行走时加重。多因臀部受凉、扛抬重物，或是蹲下突然站起或长期久坐所引起。通常累及一侧的臀、下肢以及腰骶部的疼痛。自觉患肢变短、行走跛行。

梨状肌损伤多见于中、老年人或体质较弱者，它往往伴有髋关节滑囊炎或骶髂关节错骨缝、腰椎间盘突出症等。

检查时，可触摸到痉挛、肿胀、肥厚、成条索状的梨状肌，局部压痛明显；有时在直腿抬高60°以内时疼痛明显，但超过60°之后，疼痛反而减轻；梨状肌的牵拉和抗阻力试验可呈阳性。

易经筋推拿疗法

【易筋通经手法】

（1）首先检查患者腰椎及骶髂关节错位情况，若有，用腰骶椎侧扳手法整复之（参考临床推拿手法的腰椎整复及经筋疏理方法）。

（2）循患者腰骶臀腿部足太阳经、足少阳经，行理筋疏导经气手法施治。

（3）梨状肌敏感压痛点（筋结点），施行：①点按（激发经气）手法。②按揉理筋（疏筋）手法、切拨分筋手法。③推擦养筋（温筋）手法，以产生温热感为度。操作3~5分钟。要求手法轻重适宜，以达到易筋解锁散结目的。

（4）坐骨神经疏理法（秩边穴、环跳、殷门、委中、承山穴），腘窝附近筋结点及外踝下后方筋结点，消散之。

（5）患者仰卧，医者一手持患侧小腿的远端，另一手扶膝，双手同时缓缓地用力屈膝、髋两关节，使膝部靠拢腹部，之后缓缓地伸拉下肢，反复操作6遍，然后缓慢轻柔地旋转髋关节，先顺时针后逆时针各6圈。

（6）疏理中下焦（中脘至关元）：行循经点按揉理筋手法疏导经气，配合推擦手法温补之，操作3~5分钟。

【穴位点按手法】

点按腰十七椎下、八髎、对侧后溪，各约1分钟。

穴位见图2-140，手法举例见图2-141~图2-143。

【承门绝技】

健侧太渊穴上1寸骨筋间敏感点二穴，患侧跗阳、合阳二穴；先上后下，同时点穴（细频震颤点按）、按揉，各5~10分钟。

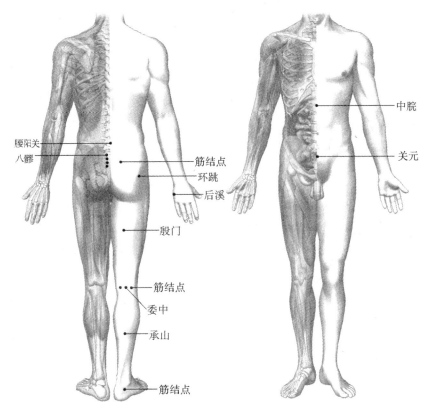

腰阳关
八髎
筋结点
环跳
后溪
殷门
筋结点
委中
承山
筋结点
中脘
关元

图2-140　梨状肌综合征取穴

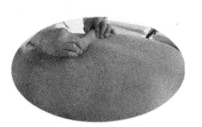

图2-141　拿捏梨状肌经筋

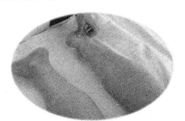

图2-142　按揉踝外侧筋结点

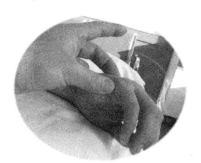

图2-143　按揉后溪

四十五、膝关节内侧副韧带损伤

膝关节内侧副韧带损伤疼痛往往局限于膝关节的内侧，局部轻度肿胀，损伤处压痛明显，如为韧带完全断裂，则膝关节丧失稳定，有过度外翻现象，局部可触及凹陷缺损。当被动外展膝关节时，膝内侧可出现疼痛。多有明显的膝部受伤史。在膝关节半屈位时突然遭受外翻或内翻应力的情况下发生，有时可伴有半月板的损伤。还有老年膝内侧骨质增生明显，磨损内侧副韧带（老年多见）易引起。

易经筋推拿疗法

【易筋通经手法】

（1）首先检查患者腰椎及骶髂关节错位情况，若有，用腰骶椎侧扳手法整复之（参考临床推拿手法的腰椎整复及经筋疏理方法）。

（2）循患者足太阳经、足少阳经和足厥阴经，行理筋疏导经气手法施治。

（3）寻找患腿膝关节内侧筋结点，注意大、小腿内侧筋结点，施行：①点按（激发经气）手法。②按揉理筋（疏筋）手法、弹拨分筋手法。③推擦养筋（温筋）手法，以产生温热感为度。操作3~5分钟。

要求手法轻重适宜，先外围后中心，以达到易筋解锁散结目的。

（4）患者仰卧，医者一手持握踝部，另一手扶膝部，在膝半屈位时轻缓地环转、摇动膝部。然后做屈伸拉膝、髋两关节运动，此手法可反复操作5~8次。

（5）中脘至神阙至关元，行循经点按揉理筋手法疏导经气，推擦手法温补之。

【穴位点按手法】

点按健侧曲泽、患侧足五里、双侧合谷、太冲穴，各约1分钟。

穴位见图2-144，手法举例见图2-145、图2-146。

【承门绝技】

健侧腰膝穴（小海穴下1寸尺骨缘敏感点）、患侧太冲穴：点穴（细频震颤点按）、按揉，各5~10分钟。

四十六、膝关节病

膝部疼痛活动时加重，急性损伤者，可有明显的外伤史，膝关节局部肿痛明显，活动受限；慢性损伤者，多有长期劳损的病史，膝关节周围疼痛、肿胀，局部有明显的筋结点，可伴有膝软无力、股四头肌萎缩等。对髌骨软化症患者来说，以40岁以上的女性多见，膝部打软，局部有疼痛，单腿下蹲时，膝关节不能持重，多在上下楼梯时明显。膝关节病慢性损伤者，以中、老年人或妇女多见，大多属于膝关节骨质增生症、退行性骨关节病、骨性关节炎和髌骨软化症等。

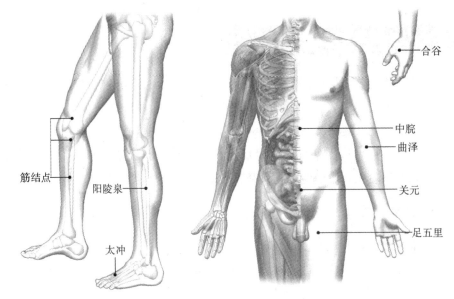

合谷

中脘
曲泽

关元

足五里

筋结点
阳陵泉

太冲

图 2-144　膝关节内侧副韧带损伤取穴

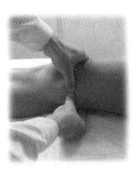

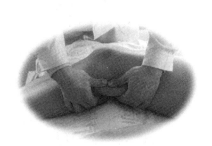

图 2-145　按压筋结点　　　　图 2-146　拿捏筋结点

易经筋推拿疗法

【易筋通经手法】

（1）首先检查患者腰骶椎关节错位情况，若有，用腰骶椎侧扳手法整复之（参考临床推拿手法的腰椎整复及经筋疏理方法）。

（2）循患者足三阳经和足太阴、厥阴经，行理筋疏导经气手法施治（参考十二经脉与十二经筋疏通法）。

（3）寻找患腿膝关节周围筋结点，施行：①点按（激发经气）手法。②按揉理筋（疏筋）手法、切拨分筋手法。③推擦养筋（温筋）手法，以产生温热感为度。操作 3~5 分钟。

要求手法轻重适宜，先外围后中心，以达到易筋解锁散结目的。在膝半屈位时轻缓地环转、摇动膝部旋转手法复位之。

（4）然后轻柔拿捏髌骨，轻缓摩动髌骨 1~2 分钟。注意：双膝眼用"钳弓手"拿捏，指力达髌骨关节腔内，使膝关节有酸、麻、胀的感觉。

（5）中脘至关元，梁门至水道，行循经点按揉理筋手法疏导经气，推擦手法温补之，约 3 分钟。

【穴位点按手法】

点按对侧曲池、天井、小海，双侧合谷、太冲，各约 1 分钟。

穴位见图 2-147，手法举例见图 2-148~图 150。

【承门绝技】

尺泽、手背腰腿点：点穴（细频震颤点按）、按揉，各 5~10 分钟，均取健侧。

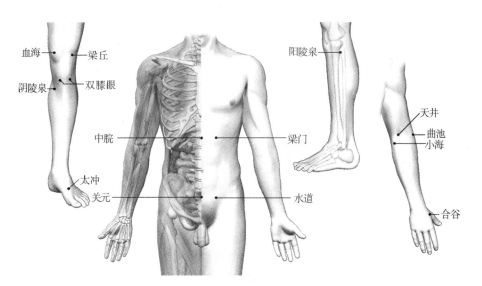

图 2-147　膝关节病取穴

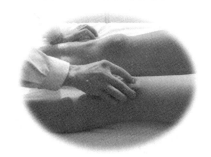

图 2-148　拿捏髌骨

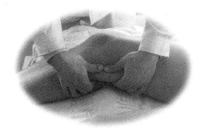

图 2-149　拿捏筋结点

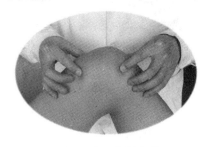

图 2-150　拿捏膝眼

四十七、腿肚转筋

腿肚转筋又称腓肠肌痉挛，多因腓肠肌的慢性积累性损伤或寒湿侵入、中老年钙丢失多者。常见于走路过多、站立时间较久者，或是行走中姿势不均衡者。老年多见于夜间睡觉时发生。伴有急性损伤时，局部表现疼痛、肿胀，以足尖部着地行走，不敢以整个足底负重。伴有慢性劳损者，以小腿后部的胀痛为主，过度活动或劳累则加重，休息后减轻，有反复发作史。腓肠肌上有广泛而轻重不同的筋结点。注意要排除脉管炎等病。

易经筋推拿疗法

【易筋通经手法】

（1）首先检查患者腰骶椎关节错位情况，若有，用腰骶椎侧扳手法整复之（参考临床推拿手法的腰椎整复及经筋疏理方法）。

（2）患者俯卧位，循腰骶部及下肢足太阳经，行理筋疏导经气手法施治。

（3）查找腰骶椎附近、腘窝及腓肠肌内外侧头筋结点，承山附近筋结点，施行：①点按（激发经气）手法。②按揉理筋（疏筋）手法、弹拨分筋手法。③拿捏养筋、推擦温筋手法，以产生温热感为度。每穴操作1~2分钟。

（4）患者俯卧。首先疏理足内外踝后下方筋结点，然后医者一手持握患肢足踝部两侧，另一手握足掌趾部；反复使足部背伸和跖屈5~8次，操作幅度要大、速度要缓慢，放松小腿肚肌肉。

【穴位点按手法】

点按太冲对涌泉、双侧后溪，各约1分钟。

穴位见图2-151，手法举例见图2-152、图2-153。

【承门绝技】

健侧支沟穴：点穴（细频震颤点按）、按揉，各5~10分钟。

四十八、踝关节扭伤

踝关节扭伤多因在踝部周围起稳定作用的韧带受到过度牵拉时发生，是临床上常见的一种损伤。可发生于任何年龄，青壮年居多。以足内翻所致的踝关节外侧韧带扭伤常见，局部疼痛、肿胀，重者行步艰难，需经他人搀扶方可行走，常蹬空、跛行，足内翻、跖屈时病痛加重，X线片可除外骨折。

常有外踝前下方隆起的现象，此为距骨错骨缝之表现。

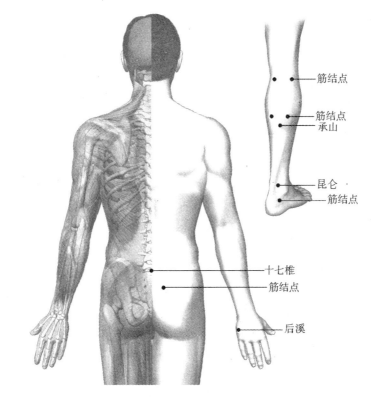

图 2-151　腿肚转筋取穴

筋结点
筋结点
承山
昆仑
筋结点
十七椎
筋结点
后溪

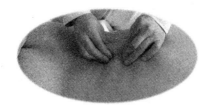

图 2-152　督脊疏理法

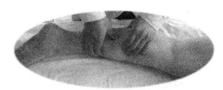

图 2-153　拿捏腓肠肌

易经筋推拿疗法

【易筋通经手法】

（1）首先检查患者腰骶关节错位情况，若有，用腰椎侧扳手法整复之（参考临床推拿手法的腰椎整复及经筋疏理方法）。

（2）循患者腿足少阳经、足太阴经，行理筋疏导经气手法施治（参考十二经脉与十二经筋疏通法）。

（3）寻找患者内外踝关节扭伤部疼痛肿胀点（筋结点），施行：①点按（激发经气）手法。②按揉理筋（疏筋）手法（肿痛处从中心往周围逐步按揉）。③推擦养筋（温筋）手法，以产生温热感为度。每穴操作 1~2 分钟。

（4）外踝扭伤：在胫骨外侧阳陵泉及下方寻找筋结点，弹拨、拿捏消散之。

内踝扭伤：在胫骨内侧阴陵泉及下方寻找筋结点，弹拨、拿捏消散之。

【穴位点按手法】

合谷、太冲、对侧阳池对大陵（活动踝关节），各约 1 分钟。

穴位见图2-154，手法举例见图2-155～图2-157。

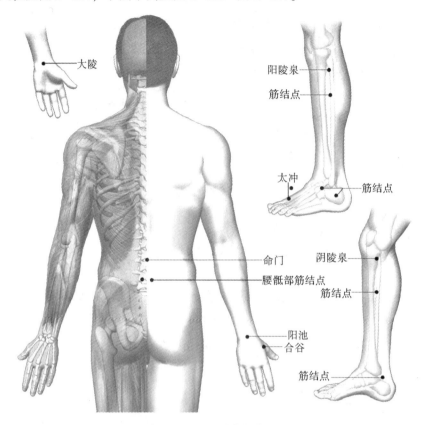

图2-154　踝关节扭伤取穴

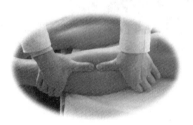

图2-155　拿捏阳陵泉下筋结点

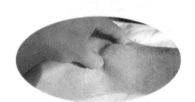

图2-156　弹拨踝前外侧筋结点

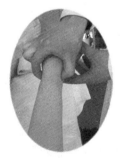

图2-157　按揉阳池对大陵

【承门绝技】

踝痛穴（健侧鱼际穴附近敏感点）：点穴（细频震颤点按）、按揉，配合活动踝关节，5～10分钟。

足跟痛可在长途跋涉或是负重行走后、或者是在长期站立及足跟接触硬物时发生，致使足跟的某些部位产生劳损性改变，或者在参加奔跑、跳跃等剧烈运动时，足跟部被硬物硌伤，进而引起足跟部的挫伤等病损。足跟痛恰恰与年龄和职业有密切关系。另外，在年老体弱和长期站立、行走的情况下极易发生肾气亏损。所以说，足跟者，肾所主，肾亏则气血津液不得滋养足部而发病。足跟痛以晨起站立时明显，活动片刻后减轻，若负重过多又会加重病痛。足底部可发现多处筋结点，有时局部伴有轻度的肿胀。祖国医学认为，骨为肾所主，久立则伤骨。《灵枢·经脉》篇说："主肾后病者，足下热而痛。"

易经筋推拿疗法

【易筋通经手法】

（1）首先检查患者腰骶椎关节错位情况，若有，用旋转侧扳手法整复之。

（2）循患者足太阳经、少阴经，行理筋疏导经气手法施治。

（3）查找患者足部经筋敏感压痛点（筋结点）、内外踝后下方筋结点、腘窝内外侧筋结点、腓肠肌内外侧头筋结点，施行：①点按（激发经气）手法。②按揉理筋（疏筋）手法、弹拨分筋手法。③拿捏养筋、推擦温筋手法，以产生温热感为度。每穴操作1~2分钟。

（4）患者俯卧。医者一手持握患肢足踝部两侧，另一手握足掌趾部。反复使足部背伸和跖屈5~8次，操作幅度要大，速度要缓慢。

【穴位点按手法】

（1）点按腰十七椎下、合谷、风池、对侧阳池对大陵，各约1分钟。

（2）患足跟站在尖物体上，用手蘸凉水拍打患肢腘窝处，直到疼痛消除方可。然后，寻腘窝处青筋点刺出血。

穴位见图2-158，手法举例见图2-159、图2-160。

【承门绝技】

健侧足跟穴（手掌侧距离腕横纹中央1寸处敏感点）、患侧女膝穴（足跟正后赤白肉际）：点穴（细频震颤点按）、按揉，各5~10分钟。足跟穴点穴时配合脚跟踏地，女膝穴点穴时俯卧。

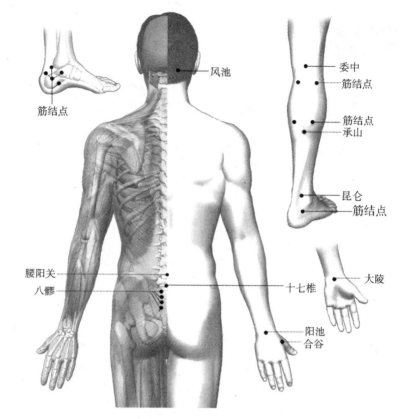

风池

委中
筋结点

筋结点
承山

昆仑
筋结点

筋结点

腰阳关
八髎

十七椎

大陵

阳池
合谷

图 2-158　足跟痛取穴

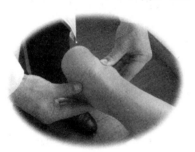

图 2-159　按揉足部筋结点

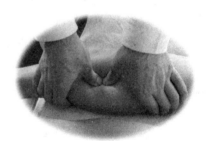

图 2-160　按揉小腿筋结点

几种独门修炼
指力的方法

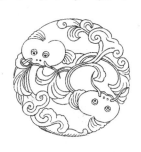

第一节　擎天彻地目内观

第一式

预备式：两腿直立，两脚叉开与肩同宽，两脚尖外展 30°，脚趾抓地，两膝微挺；两眼平视，下颌微收，鹊桥高架，两臂自然下垂，小腹微收。

目的：收腹挺膝，头正项坚。脊柱自然笔直而使任、督、冲三脉之气自然循经流畅。

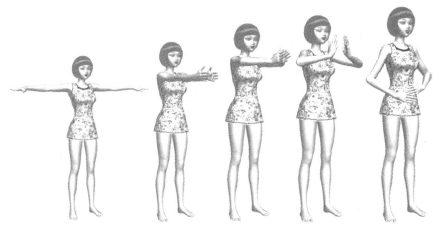

（1）两手同时缓慢向身体两侧平举，掌心朝下（吸气配合）。

（2）接式，两手前臂外旋，使两掌心朝前，随后，缓慢向前直臂合拢，两手相距一横拳，手指朝前，高与肩平（自然呼气）。

目的：两手向前合拢，使意、气贯注两掌，如夹挤之状，要外柔内刚。

（3）屈肘，两掌徐徐内收，使两掌指相对，距胸约三横拳，使掌、肘、肩相平（自然呼气）。

（4）接式，两前臂内旋，两手翘掌立腕，使掌指朝上，掌心相对，相距约一横拳（自然呼气）。

此时，两眼微闭，垂视两手间。

（5）调数息毕，吸气一口。两手贯劲由胸前向小腹下按，两掌指相对，掌心朝下（自然呼气）。

第二式

（1）两掌同时在小腹前翻掌，使掌心朝上，掌指仍相对，从小腹前向上托起至胸前（吸气配合）。

（2）接式，两前臂内旋，两掌上翘相合，手指朝上，掌心相对，相距约一横拳（自然呼气）。

（3）接式，吸气一口，两掌贯劲。徐徐向前推出，边推边使掌心向前转，最后，使双掌心均朝前方，高与肩平（自然呼气）。

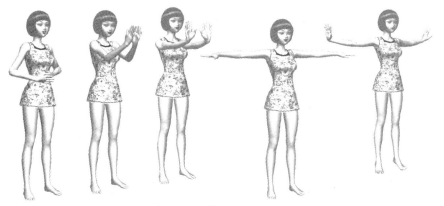

注意：两掌推出时，心力均注于两掌心。

（4）两掌伸平，使掌心朝下，掌指朝前，与肩平宽。两手缓缓向左右分开，置于身体两侧（吸气配合）。

（5）接式，两手立腕翘掌向外推，同时两膝挺直，足跟提起，两脚五趾抓地（自然呼气），默调数息。

第三式

（1）两手向上升提，使两掌置于头顶上方，掌心朝上，两虎口相对，距三横拳，同时，继续提高脚跟，以不能再提为限（自然呼气）。

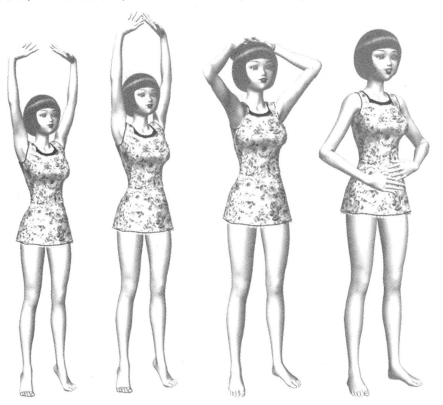

（2）接式，两臂贯劲，两掌用力上撑（自然呼气）。

（3）接式，前臂内旋反掌，使两掌心斜下对百会穴（吸气配合），默调数息。

（4）两掌缓慢经额前下移至胸前，再向小腹下按，两掌指相对，掌心朝下（自然呼气）。

注意：两掌至额前时，需意守泥丸片刻；至胸前时，需意守中丹田片刻；至小腹时，须意守下丹田片刻。

第二节　灵龟府地乾（公孙六）合艮（内关八）

预备式：两腿直立，两脚叉开略宽于肩，两脚尖朝前。基本上同第一节第一式，注意全身放松，排除杂念干扰。

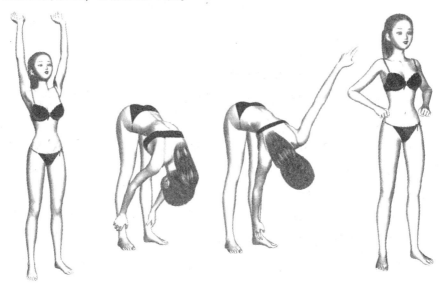

（1）两手同时缓慢向身体两侧抬举过头，掌心朝上，两臂伸直，两掌距同两脚宽，随后两掌心朝前（吸气配合）。注意力放在双内关穴及双公孙穴。

（2）两手臂缓慢向前向下移动，身体随之缓慢前屈下弯腰，最后，两手扶按三阴交对绝骨或照海对申脉（自然呼气）。

（3）随后，右手掌指呈剑指状移指左脚公孙穴，左手掌指呈剑指状外展指向天空，保持两手臂平行一线；停3~5秒之后，左手臂回旋，左手剑指右脚公孙穴，右手臂外展指向天空，同上式（自然呼吸）。重复9遍。

（4）稍后，身体缓慢直立，两手臂回旋平行于肩，掌心朝下（吸气配合），然后两手握拳回收腰际后，全身放松，手臂放下（自然呼气）。

第三节　灵龟转身巽（临泣四）对震（外关三）

预备式：同第一节第一式，调数息。

（1）两手同时缓慢向身体两侧平举，与肩平行，掌心朝下（吸气配合）。

注意：意念放在双外关穴与双足临泣穴片刻。

（2）右手掌指呈剑指状，随身体下弯腰，指向左脚背足临泣穴，左手旋至背部，掌心贴附于肝俞、胆俞处，同时头随身体左旋，眼观后侧方。停3~5秒之后，右手掌剑指变握拳移至右脚背足临泣穴处（自然呼吸）。

（3）随后，身体缓慢直立，两手臂回旋平行于肩，掌心朝下。

（4）重复上式动作9遍，左右手反复交替。

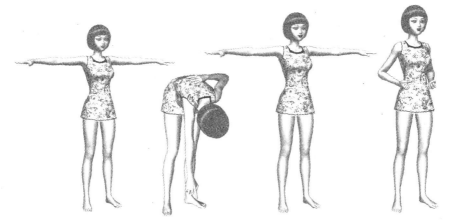

（5）稍后，两手握拳回收腰际后，全身放松，手臂放下（自然呼气）。

第四节　灵龟拜佛离（列缺九）居坤（照海二）

预备式：同第一节第一式。

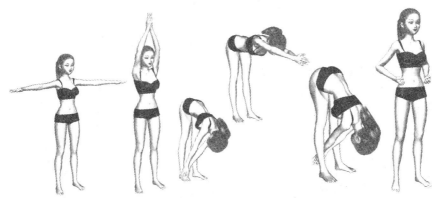

（1）两手臂同时缓慢向身体两侧抬举过头，合掌于头顶（吸气配合）。

注意：意念放在双列缺穴及照海穴上。

（2）两手合掌，缓慢下移至胸前，两手掌尖随身体缓慢下弯腰指向地（两脚中间）停3~5秒（自然呼气）。

（3）两手合掌不变，双掌指尖先左移至左脚照海穴处；稍后，再移至右脚照海穴处（自然呼吸）。重复9遍。

（4）随后，两手合掌不变，尽最大劲指向前方，双臂夹头；随后，两手合掌不变，尽最大劲指向后方（双掌穿过两腿间）（自然呼吸）。重复9遍。

（5）随后，身体缓慢直立，两手合掌回移胸前（吸气配合）。然后，两手握拳回收腰际，全身放松，手臂放下（自然呼气）。

第五节　灵龟托塔兑（后溪七）压坎（申脉一）

（1）预备式：同第一节第一式（不同处：两脚叉开一大步宽）。

（2）两手臂同时缓慢向身体两侧抬举过头，合掌于头顶（吸气配合）。

注意：意念放在双后溪及双申脉穴上。

（3）两手合掌，缓慢下移至胸前，身体左转（吸气配合）；随后左腿前屈，右

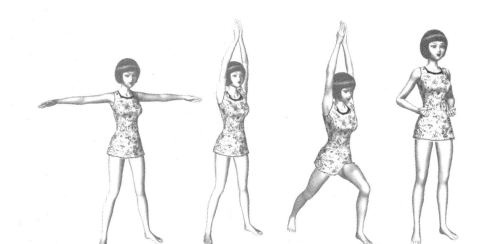

腿后蹬绷直，身体下蹲，双手合掌向上提举过头；停3~5秒后，身体右转，右腿前屈，左腿后蹬绷直，身体随之下蹲，双手合掌向上提举过头（自然呼吸）。重复9遍。

（4）随后，两脚撤回至一肩宽。两手握拳回收腰际，全身放松，手臂放下（自然呼气）。

第六节　灵龟摆头甩尾回头望

预备式：同第一节第一式。

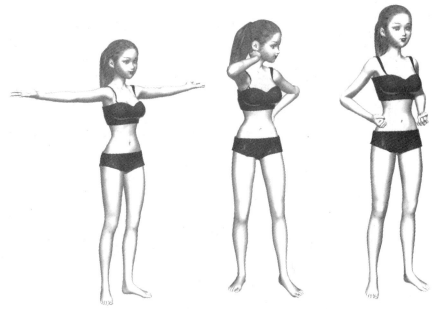

（1）两手臂同时缓慢向身体两侧平举，掌心朝上（吸气配合）。

（2）随着身体左旋，右手扶住并扳颈项，左手掌贴附于腰部肾俞、命门处；左脚趾抓地，脚跟提起；右膝微屈，右全脚掌抓地。头部随身躯向左侧旋转，目视后方；停9秒后，翻掌心朝上，随着身体右旋，左手扶住并扳颈项，右手掌贴附于腰部肾俞、命门处；右脚趾抓地，脚跟提起；左膝微屈，左全脚掌抓地。头部随身躯向右侧旋转，目视后方（自然呼吸）。

（3）随后，两手臂回旋平行于肩，掌心朝下。两手握拳回收腰际，全身放松，手臂放下（自然呼气）。

第七节　灵龟先立后俯首

预备式：同第一节第一式。

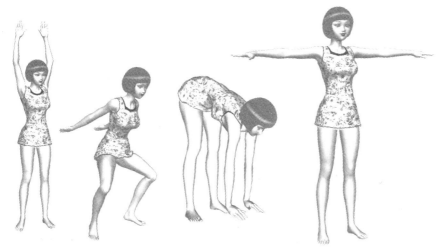

（1）两手臂同时缓慢向身体两侧高举过头，两臂略弯，掌心朝前；双臂膀向后用劲，贯劲入腰背；同时两腿蹲马步式，脚趾抓地，脚跟提起（吸气配合）。

（2）随后，全脚掌着地，两腿及两臂伸直，随身体向前下弯腰，两手掌向前向下移动，然后双掌立腕够地，大拇指相对，余四指朝前，呈90°角，用劲下压双掌；同时头抬起，尽量平视（自然呼吸）。

（3）稍后，身体缓慢直立。停3~5秒后，重复9遍。

（4）随后，两手臂回旋平行于肩，掌心朝下。双手放松回收腰际，全身放松，手臂放下（自然呼气）。

第八节　天地交泰灵龟归位

预备式：同第一节第一式。

（1）两手臂同时缓慢向身体两侧高举过头，双手五指交叉，掌心朝下尽量上提，两脚并拢并抬脚跟，脚趾抓地（吸气配合）。

（2）交叉两掌心缓慢下压头顶百会穴，同时，两脚跟落地（自然呼气）；停3~5秒后，吸一口气，上述动作重复9遍。

（3）两手掌从百会处，缓慢前移到额前，再移至胸前，再下移至脐腹部（自然呼气）；然后，双手掌重叠后按摩脐腹部，顺时针从右从上至左至下，以肚脐为中心，推擦99圈。最后，将重叠的手掌贴附神阙及气海处3~5分钟（自然呼吸）。

收功，走一走，活动一下全身。

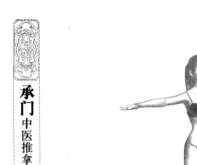

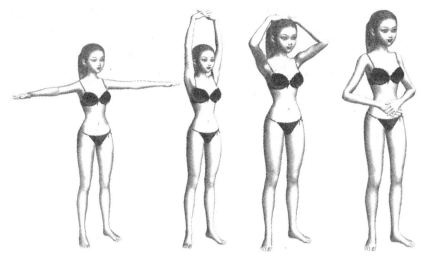

二、双手十指插砂（或米）法

准备一盆干净细砂或米类，黄豆亦可。

练指前，先活动周身关节，尤其腕、手指关节，约 10 分钟。取马步蹲裆式，先把手掌背、掌心在砂或米上拍打 300~500 下；然后，把手掌十指插入砂或米盆中，反复 500~5000 下。每天坚持 1~2 次，早晚练习。日久后，指力自然增强。

三、双手十指推墙法

练指前，先活动周身关节，尤其腕、手指关节，约 10 分钟。把双手十指着力于墙壁上，两脚后移，身体成斜站式，重心移到双手十指上，反复推按 50~200 下。每天坚持 1~2 次，早晚练习。日久后，指力自然增强；指力增强后，可双手十指着地，做俯卧撑，这样久练后，指力增强更快。